提升免疫、加速痊癒、後遺症調理，
遠離新冠、流感、腸鼻病毒與細菌感染

不再擔心流行病！

時疫漢方養生事典

目錄

前言　生活防疫＋心理防疫的疫後樂活……9

第一章
傳染病盛行的時疫世代

維持舒適體感溫度才是王道……16
老祖先應對傳染病的智慧……18
免疫負債的七大流行傳染病……21
從中醫看新冠：如何預防與減少重症……27
遠離生病的中醫保養之道……31

第二章
新冠症狀和後遺症：中醫治療與照護對策

新冠及早治癒的重要性……64
「天河水」和「曲池」緩解疫苗不良反應……66
四大功能防禦茶……68
中醫食補——夏季滋養椰子雞湯……72
全新型態防疫，降低病毒中獎率……74

疫前高規防護、疫後認真修復……76
確診後必吃超級食物—桑葚……78
提升身體免疫系統穴位按摩……81
兒童防護中醫之道……86
新冠五大治療照護對策……88

認識典型新冠

・喉痛像火灼燒……93
・心跳加快……95
・腦霧……96
・發燒發炎……96
・血氧降低……97
・眼睛結膜發炎……98
・頭痛……99
・認知功能下降……103
・疲倦無力……104
・咳嗽……105
・發燒……106
・腹瀉……109
・喉嚨乾聲音沙啞……110

・掉髮 111
・久咳不癒 113
・新冠白髮 114
新冠確診居家強身對策 117

認識新冠後遺症

為什麼會有新冠後遺症 126
如何預防後遺症 127
新冠後遺症體質調理 130
後遺症症狀與治療照護 137
・心肌梗塞 137
・皮膚疹 138
・中風及心臟病 139
・病毒性肺炎 141
・嚴重掉髮、停經 142

認識長新冠

長新冠三大類型 147
如何預防長新冠 149
長新冠呼吸操：深呼吸鍛鍊強健肺葉 152

長新冠食療藥方——紫蘇薑米茶 156
長新冠體質調理 157
長新冠症狀與治療照護 168
・極度疲倦，轉陰後症狀更嚴重 168
・喘不過氣 175
・腦霧 179
・失眠 184
・心肌炎 187
・嗅味覺改變 188
・持續掉髮 194
・憂鬱症、焦慮症 197
・男性功能與生育力影響 199
新冠肺炎癒後食補 201
適度運動改善腦霧 203
生活和心理重整是當務之急 204

第三章
關於傳染病確診：沒有無敵星星，防禦重複感染

一旦確診，腦部、心血管就會老20歲 208

身體要復健，腦袋心理更要復健……212

第四章
旅遊防疫守則：安心玩樂、暢快出遊

注意衛生勤洗手……217
戶外景點為優先……218
避開熱門參觀時間……219
注意交通工具選擇……220
入住品質好的飯店……221
全程配戴口罩……222
防疫茶包隨身飲用……223
防疫精油隨身照護……224
必備防疫藥品……225
出國前保養呼吸道……226
海外確診怎麼辦？……228
結語……229

前言

生活防疫＋心理防疫的疫後樂活

有病人來門診時跟我說，新冠肺炎侵擾了人類好幾年，原本已經高齡75歲的他，硬生生又被剝奪了三年歲月，轉眼已近80歲，恐時日無多，想來真是氣憤。這個感嘆很多人應該都能感同身受，這三年多來因為新冠肺炎病毒的緣故，我們不能出國、不能自由地跟親朋好友聚會；歡聚時刻本來應該要熱熱鬧鬧、開心暢聊，卻因為配合政策必須保持社交避免傳染；重要演講、派對場合原本應該要盛裝打扮華麗登場，這三年多來也因為口罩防疫限制，口紅腮紅派不上用場，只能露出眼妝，加強眼部妝容來強調自己的氣色。

家裡有小孩的爸媽，對於疫情改變家庭生活節奏更是苦不堪言，活潑好動的小朋友哪兒都不能去，每天只能關在家裡活動，陽台泡泡吹了又吹、小小水池玩了又玩，大人精疲力竭已經變不出花樣來安撫精力旺盛的小孩。警報最高峰時期，三天兩頭就因為確診必須居隔的一家人，困在小小坪數空間裡，每天大眼瞪小眼，加上身體的不適與心情影響，感情再好也容易有摩擦，火氣紛爭不斷。

變種病毒的傳播速度加快，確診人數也隨之倍數增加。有些人很不幸地是在武漢病毒株時期確診，極強的病毒殺傷力快速奪走了許多人的生命。能活下來是好運氣，但也有不少人的親友在那一波病毒感染後沒能存活，造成生者內心莫大傷痛。我認識的一位朋友就有這樣的經歷，一開始和女兒雙雙確診，但年輕的女兒很快地就撒手人寰，讓她留下了一輩子的傷痛，令人感到相當不捨。

而後 Delta 病毒株持續在全世界造成多人死亡，新冠肺炎世紀之災讓人聞之色變。大家害怕危及性命，每天乖乖落實政府防疫政策，積極打疫苗、保持安全距離、停止聚會，每天緊盯防疫記者會內心上上下下，不得平靜。直到病毒株演變成 Omicron 之後，新冠肺炎的症狀才變得輕微一些，重症率也沒有那麼高，內心壓力稍微鬆解，大家才敢開始訂飯店訂車票訂高鐵，進行島內旅遊。即便還不能出國，但決計不再委屈內心奔馳的慾望，不顧一切向前衝，因此演唱會、各類慶典活動都重新開啟，只是沒想到喘息沒有多久，隨即傳染力極高的 BA.4、BA.5 病毒株又來襲，一路演變至 BA.2.75、BQ.1、XBB，甚至是最新的 XBB.1.5，讓人不勝其擾。

歷經多年，我們終於迎來一線曙光。在疫情緩步下降的情況下，政府面對疫情的態度是未來新冠流感化，並且隨著國際對病毒防疫政策的開放，我們國家也沒有不開放的理由。國門重新開啟，大家開始自由訂機票出國，全面解除戴口罩的禁令指日可期，讓許多人都非常期待回復到疫情前的正常生活。只是……從另一個角度來看，儘管資訊顯示疫情降溫，防範措施可以漸漸鬆綁撤離，但你真的敢不戴口罩出門嗎？你真的敢毫無防備地飛出國門嗎？新冠肺炎和流感又真的是同一回事嗎？

真正殘酷的答案是：這兩種根本不是同一回事！如同我在節目上所說，**得過新冠肺炎之後，是需要用坐月子的規格來修復健康的**。新冠肺炎並不像一般感冒，症狀結束就代表病情結束，更何況，許多確診者根本就沒有症狀。所以如果單純從症狀來比較的話，新冠肺炎甚至比感冒還要輕微，但是新冠肺炎和流感最大的不同，是前者會有後遺症，以及它還有長新冠的問題要處理，**絕對不是症狀治好就沒事的疾病**。新冠對人體的傷害影響力比流感更深遠，因此更需要調理才能恢復健康。

尤其新冠病毒最棘手的部分並非確診當下症狀，而是**陽轉陰後與長新冠長達兩年的搏鬥**。這些症狀包含**容易疲累**、**脾氣暴躁**、**心情憂鬱**、**腦霧健忘**、**容易噓喘**等等，除了讓人生活大亂，失去生活品質，更可能進一步影響家庭和人際關係，導致更大層面等問題。

所以，儘管政府政策防疫已經全面放鬆，但我們自己的生活防疫卻不能夠太鬆懈，還是要注意生活環境與個人清潔衛生等良好習慣，才能減少飛沫及任何可能的傳染途徑，降低感染新冠肺炎的可能性，甚至是其他傳染病的機會。

隨著時代改變、地球環境改變，污染與氣候變遷不但造就了生物生存艱困的環境，更造成了越來越多讓人類難以掌握的病毒威脅。在流感之後，新冠病毒取而代之成為人類末日殺手，而在新冠病毒之後，接踵而來的猴痘、禽流感，下一波又會是什麼病毒讓人聞之色變？而我們的身體是否有足夠抵抗力來應對這些不停變種的流行疾病？都是值得大家省思與注意的健康問題。

不可否認的，除了此波病毒來勢洶洶讓人難以招架之外，另一個原因也是現代人的生活方式與自然法則脫節，導致身體因與環境對抗而耗損虛弱。尤其在歷經新冠、流感、RSV、黴漿菌、腺病毒、腸病毒、鼻病毒等七大流行病毒持續攻擊後，我們的身體早已呈現疲乏的**免疫負債**狀態，人體的侵害更如摧枯拉朽般，容易罹病。

因此面對時疫傳染病的大流行，除了兵來將擋的防毒抗菌生活模式，更重要的是**「生活即是防疫，防疫即是生活」**的觀念必須建立起來。這個觀念其實也就是回歸到人們可以開始省思一種對自己、對環境更溫和友善的生活方式，**降低自身與自然的耗損**，不要成為了吸引病毒的磁鐵。

在生活防疫特別想提出來的尤其是「心理樂活防疫」這部分。在我的門診中，我看過太多病患因為罹患了新冠肺炎之後，體力下滑，情緒變得暴躁或者憂鬱，進而影響了家庭關係、人際關係、職場生涯，造成另一種確診「症狀」，情況甚至不亞於疾病本身帶來的傷害。

神志不安容易憂鬱、不快樂、失落，這些通常是大型流行性傳染病或重大災難之後經常出現的現象（例如 921 大地震、318 南亞大海嘯）。人類因為受到過度驚嚇而回不了神，改變了人生觀與價值觀，變得慌亂無所適從，成為心理健康的一大隱憂。一旦內心低落意志消沉，身體的免疫力就會跟著下降，更容易招致疾病上身，千萬不能輕忽。

有鑑於此，面對重新開放的國門、逐漸鬆綁的生活型態，我自己是抱持著「審慎防疫、積極玩樂」的態度。畢竟大家已經壓抑委屈了三年多，人生有多少三年能空白浪費呢？況且疫情帶來的生死衝擊，也教會我們：今天能做到的事情明天不一定能再做，所以我非常鼓勵來看門診的病患好好把握當下，好好玩樂、開心生活，讓身心重新接受正向新鮮的刺激，把生命注意力從疫情或病痛轉移，讓身體細胞再度活化，才能展開全新的疫後生活，身體有健康本錢迎向未來。

第一章

傳染病盛行的時疫世代

維持舒適體感溫度才是王道

未來將是傳染病盛行的時代，因為我們的地球——大地之母病了，生活在其中的人類和動物，恐怕也無法倖免。

氣候變遷是影響生態嚴重的問題：該熱的地方變得不熱，寒帶地區氣溫卻居高不下；冬季異常高溫，炎炎夏季氣溫卻很低，這些現象使得在地球上已經習慣了數億年的生物，短短一個世紀之間即遭受到冷熱失調的氣候攻擊，身體變得脆弱無比。例如我自己就是個對氣溫非常敏感的人，夏天時必須開冷氣裹著大棉被，有時甚至還要開電暖被才能夠調整到我感覺最舒服的溫度。如果不這樣做的話，就會很容易感冒或中暑。

一般人不太容易留意自己對於周圍氣溫的適應度；老一輩的人可能會告訴你，經常待在冷氣房裡不好，冬天就要多加點衣服，這些人們習以為常的定律，在氣候變遷的劇變之下卻完全行不通。現在的時節隨著科技變遷，界線已經逐漸模糊，沒有所謂夏日要如何、冬日要怎樣才不容易生病的「鐵律」。以前誰也沒想過有一天全台灣的家庭裡都需要一台除濕機來保持乾燥舒適，誰也沒想過為了省錢不開冷氣並不是一種節儉持家的態度，而是跟自己的健康過不去。很多事情再也不能向從前看齊，**把體感溫度調節在自己感覺最舒適的狀態，身心平衡，才是照顧自己、讓身體健康不生病最好的方式。**

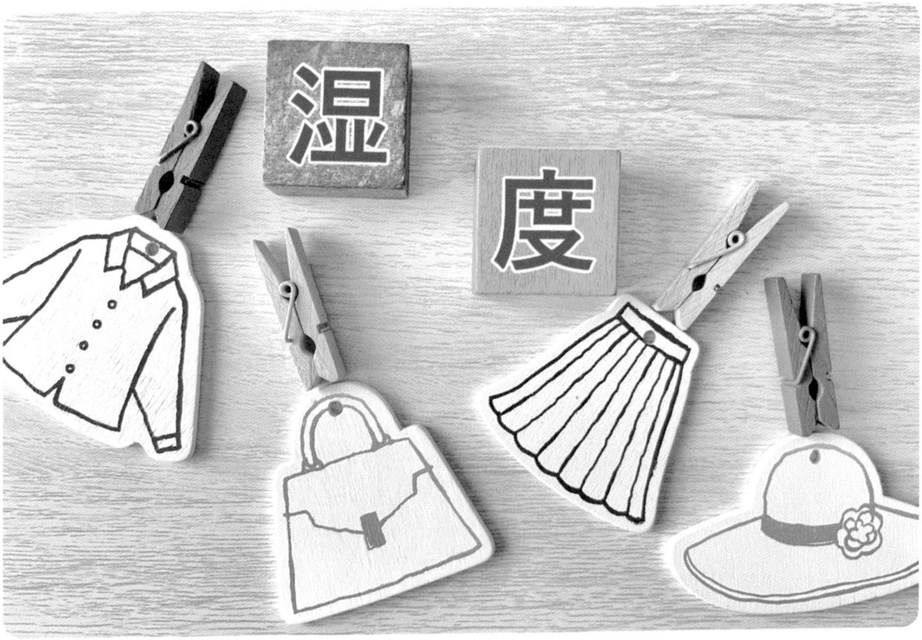

老祖先應對傳染病的智慧

現代科學家提出世界將進入小冰河時期，而世界的氣候變化趨於極端，極熱極冷的異常天候頻率會大幅增加。出現在中國明朝時代的小冰河時期，根據那段期間的史書記載，大規模流行疾病就高達39次，而這也是中國有史以來病疫最嚴重的時期。傳統的《傷寒論》已經無法提出合適的對策，因此當代名醫吳又可提出了劃時代的《瘟疫論》，也成為中醫傳染病學的重大突破，為後世溫病學派的先河。

《左傳．昭公元年》內容寫道：「晉侯有疾，求醫於秦，秦伯使醫和視之……天有六氣，降生五味，發為五色，徵為五聲，淫生六疾。六氣曰：陰、陽、風、雨、晦、明也……」從中國古代老祖先所傳下來的文籍，便明白當年人們已經有天人地合一、交互作用的養生思想，認為外在環境與人類內在的健康息息相關，而往後在中國醫療學術中，人們也直接將天氣學說納入保健以及診療時必須注意的事項。

宋朝名醫陳無擇寫了一部《三因極一病證方論》，推出了「三因致病說」。這個論點影響後世醫療非常重大，其中一些疾病觀念經過時代歲月的驗證，至今依然非常實用。其中的一個原因叫做「外因」，指的就是天象氣候的變化，例如自然界裡的風、寒、暑、濕、燥、火這六種氣候，又名外在六淫，會致使人生病。簡言之，一年四季中會有不同的氣候變化，而自然界的萬物生長也靠著四季暖寒，濕燥交替更迭而氤氳繁茂。順著四季自然氣候變化的人們，身在其中自然也會受到滋養化育，不會生病，可是如果氣候與其相對應的季節無法搭配，在該冷的時候不冷，該熱的時候不熱，那麼這種產生不正常六氣的環境就容易使人生病。沒有對應春夏秋冬四季變化規律而產生的風、寒、暑、濕、燥、火六淫，便是造成疾病之因。

除了外因，引發疾病的原因還有一種稱為「內因」，也就是從人類自己內在所引發的傷身能量，這種能量即是七情六欲的「七情」，包括喜、怒、憂、思、悲、恐、驚，中醫常說的「內傷七情」，便是指這七情。

人類的七情與五臟六腑生理變化有直接關聯。現代科學認為七情的感受和大腦活動區域相關，也因此如果外傷傷到腦部或者是中風後引發腦部後遺症的患者，比較容易有情緒失控、喜怒哀樂失常的表現。另外，中醫立場來說：肝主怒，主要表現在自律神經失調方面，過度興奮容易引發心臟患疾，過喜過悲則容易傷心耗氣……這些高低起伏的情緒表現，都是一點一滴蠶食健康的元兇。

特別是當一個人已經臟器受損需要修復之際，若是再加上情志波動，便容易使病情加重。譬如高血壓慢性病患者，雖然已經藉由長期服藥控制病情，但若是心情起伏太大無法自制，便容易引發中風、昏厥、半身不遂，甚至影響性命。人類的健康面對「外因」威脅，或許可以藉由現代科技的冷暖氣機、除濕機等來加以排除，但若是從七情引發的健康危險，便要靠精神治療來相互輔助。

第三種引發疾病的原因稱為「不內外因」，指的是既不為內因，又不能列外因的健康殺手，這些多是出自於人類不良的生活習慣或是意外所造成。過去老祖宗沒有面對到像如今這麼劇烈變化的氣候環境，因此現行的許多疾病與身體不適並非過去的經驗或典籍能說明；對於這種身體上的不舒服，但又無法依循過去經驗所找出的疾病，中醫會把它當成不內外因來診治。

免疫負債的七大流行傳染病

近年來常見的流行傳染病分別有：流感、人類呼吸道病毒、黴漿菌感染、腺病毒、腸病毒、鼻病毒，以及堪稱世紀病毒的新冠肺炎。這些病毒輪番上陣攻擊，加上「三因」調控失能，導致現代人容易因為免疫力低下而生病。以下除了介紹這些流行疾病的概略症狀，更重要的是希望大家能夠從自身提升防禦方法與免疫力做起，打好體質基礎，才能避免病菌上身。

流感

由流感病毒引起的急性呼吸道感染疾病，主要症狀包括發燒、頭痛、肌肉酸痛、疲倦、流鼻水、喉嚨痛及咳嗽等，有些患者還會出現噁心、嘔吐、腹瀉。流感嚴重患者，最常見的併發症為肺炎，其他還有腦炎、心肌炎、神經系統疾病等。流行期間約在秋冬11月至農曆新年為高峰期，春天3月開始逐步減緩。

RSV

人類呼吸道融合病毒簡稱RSV，對嬰幼兒和老年人殺傷力最強，容易造成嚴重下呼吸道感染。尤其一確診後病程進展相當快速，只需幾天時間，就會讓患者從發燒症狀轉為呼吸窘迫，變成肺炎或支氣管炎。台灣每年都有近千名幼兒因RSV感染住院，家中有小小孩的爸媽們應多多注意防範，不能輕忽。

黴漿菌感染

黴漿菌感染並無特定的好發時間，但比較常見於夏季和初秋。主要罹病途徑是透過咳嗽、打噴嚏產生的飛沫傳染。確診後會出現喉嚨痛、倦怠、發燒、咳嗽等症狀，尤其咳嗽甚至會長達數月。患者中以年輕人、孩童確診機率較高，但若原先就有呼吸道疾病或免疫功能較差的病人，更要特別留意身體的狀態，若喉嚨黏液較多，有發燒、發冷、呼吸困難的現象，一定要儘早就醫。

腺病毒

腺病毒感染超過40多種，其中以呼吸道感染症狀最為常見，症狀包括高燒不止、咽喉痛、扁桃腺紅腫等等。腸胃道的腺病毒感染，則有腹痛、嘔吐、發燒、頭痛、拉肚子等症狀，有些患者會出現皮疹。腺病毒多以飛沫傳染為途徑，少部分會藉由糞便接觸感染。6歲以下小孩容易被腺病毒攻擊而生病，若孩子有出現體力不佳的異狀，爸媽則要提高警覺觀察留意，一旦症狀明顯盡快就醫。春秋兩季感染者以呼吸道症狀較常見，春夏則是合併結膜炎為多。

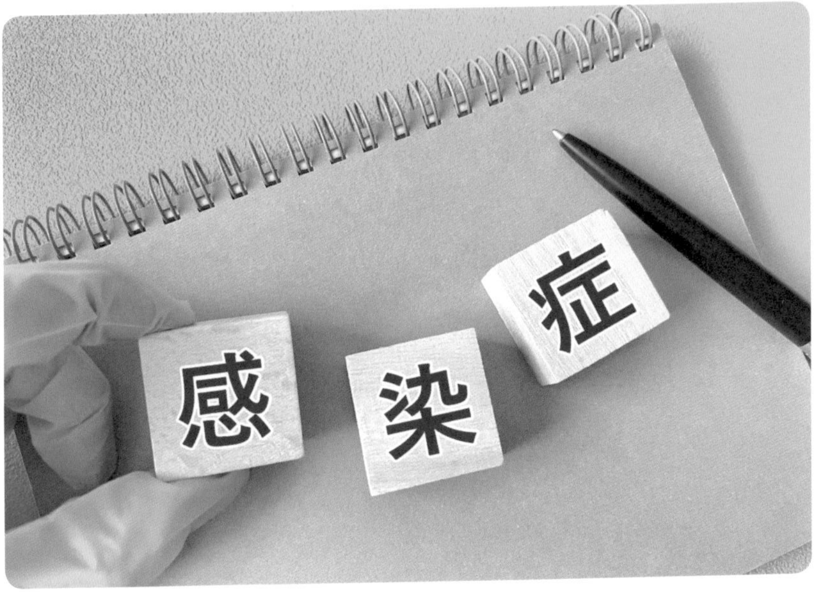

腸病毒

腸病毒可以引發多種疾病，輕微者會出現類似輕微感冒發燒、食慾不佳、活動力下降、皮膚紅疹、腹瀉或嘔吐症狀，嚴重者則可能引發心肌炎、肝炎、腦炎等。患者多為學齡前的幼小孩童。由於病毒的傳染力極強，因此可從加強個人衛生習慣、居家衛生習慣，勤洗手、勤加打掃清潔環境、絨毛玩具等等著手，降低病菌傳染。另外，也可以從飲食攝取、運動及充足睡眠增強抵抗力來補強。

鼻病毒

病毒會感染鼻子引起發炎而命名，感染後可能會出現大量鼻涕、鼻塞、打噴嚏等鼻部不適症狀，或是出現感冒症狀發燒、頭痛。如果情況嚴重的患者，還可能會導致哮喘發作、肺炎、中樞神經感染等較嚴重併發症，千萬不能輕忽。而鼻病毒又以孩童為好發族群，因此家中的環境清潔衛生更要注意，同時讓孩子戴好口罩、勤洗手，避免病毒上身。

新冠肺炎

新冠肺炎和一般流感不同，它的致病原是新型冠狀病毒，攻擊人體後在體內複製生存，產生類似感冒發燒、流鼻水等症狀。有時候，也會引發身體免疫系統強烈反應來攻擊這些病毒，造成身體重大的傷害，甚至導致細胞纖維化。而通常引發身體強烈反應反擊病毒的族群，一般多見為青壯年。

另外，流感和新冠肺炎的潛伏期也不相同。流感潛伏期只有1到4天，新冠肺炎病毒潛伏期則長達14天，而且罹患流感後只要約4天時間病程差不多就可以痊癒，但確診新冠肺炎卻可能會長達幾週甚至幾個月，更令人不寒而慄的是，有不小機率、長達兩年的長新冠等著痊癒後的人。

由於新冠病毒主要攻擊呼吸系統的下呼吸道，也就是氣管和肺部的部分，因此出現了許多無症狀感染者，認為自己沒有太多的病症徵兆，然而事實上卻不然，只是這些感染者出現的症狀不是很明顯的上呼吸道症狀，例如咳嗽、打噴嚏、喉嚨痛、流鼻水（這些上呼吸道症狀常見於感冒或流感），等到開始出現有點喘，有些胸悶、胸痛症狀前往就醫照X光片，才發現自己的肺部已經受到感染。

正因為新冠肺炎一開始的症狀不像上呼吸道如此強烈影響生活，所以才更容易被人忽略。這也是我們從新聞案例中看到，部分罹患新冠病毒的病人一開始沒有發燒、喉嚨痛、流鼻涕、咳嗽等症狀，某天突然昏倒送醫急救後才發現已經是中重症，包括呼吸道窘迫症候群、多重器官衰竭等等，讓人完全措手不及，也突顯出新冠肺炎不能輕忽看待的重要性。

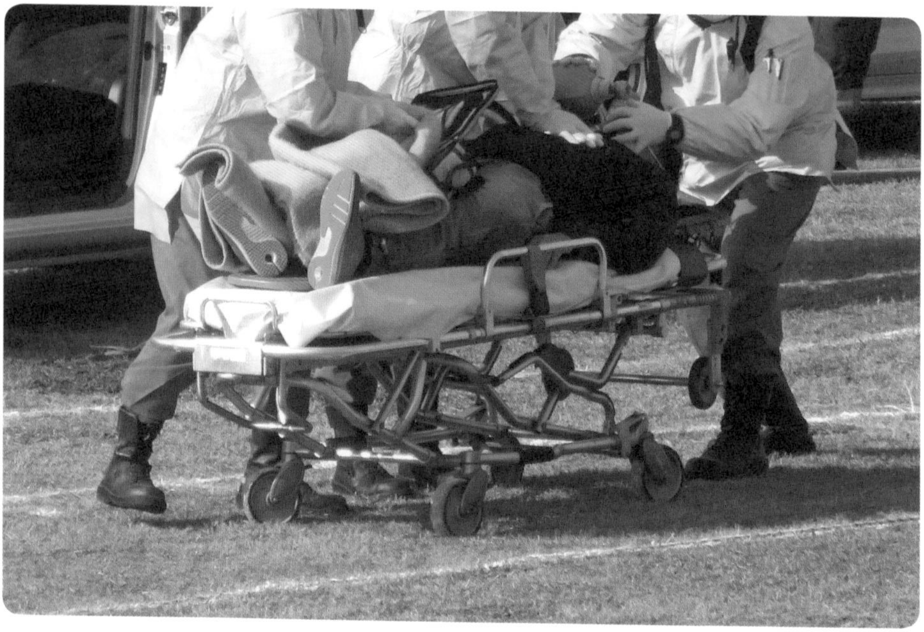

從中醫看新冠：如何預防或減少重症

我還記得新冠肺炎剛開始大爆發時，除了生病迫不得已得往醫院跑，其他民眾對於醫院和醫護人員都避之唯恐不及，好像去醫院就等於會感染到病毒；如果身邊有親友是從事醫療工作的人，也都盡量避免接觸，以免提高染病機率。回想當時，許多便當店不願意送餐到醫院、房東不願意將房子出租給醫護人員的新聞，彷彿仍歷歷在目。在病毒的考驗之下，人性赤裸裸地呈現，讓平日為病人盡心盡力付出的醫護人員，也背負了超沉重的壓力。

然而，正因為醫院具有高風險性，所以其實反而是全國對病毒最具高度專業警戒防疫的場所，民眾實在不必過於驚慌焦慮。我自己在病毒傳染高峰期間，每天和許多確診病人面對面看診，戴N95口罩、全套防護衣褲上陣，一整天下來全身佈滿護具留在身上的勒痕，又濕又悶熱，如果不是為了專業防疫，與本著醫者父母心的初衷，希望能在危急時刻挺住醫療前線給予照護，怎麼能做得到這種忍耐？反觀後來病毒傳染高峰期一過，有些民眾開始難忍不聚餐不旅遊不玩樂之苦，說服自己：「即使人很多但在空曠地方應該還好吧？」、「室內聚餐只有兩個小時很快就結束，應該可以吧？」、「雖然隔離期還沒到時間，但偷偷帶孩子們去潛水應該不會怎麼樣吧……」就是在這樣的鬆懈心情下，才讓病毒有機可乘。

對於預防或減少新冠肺炎重症最好的方法，當然就是疫苗打好打滿。在中醫而言，則是強調**「重視自身體質調理」**，**強化自身免疫力，做到病毒難以攻破**。**「保養自己」是足以抵擋任何傳染病的良方**，自古以來中醫在「保養之道」的論述也很精彩。

關於人類對抗流行性傳染病的歷史由來已久，差別只在於以前的自然環境和現在的自然環境大不相同，所孕育出來的病毒細菌也自然不一樣。在中國，中醫最早的傳染病學是《傷寒論》、《黃帝內經》。在《黃帝內經》中，傳染病的定義是「五疫之至，皆相染易，無問大小，病狀相似。」但只要「正氣存內」，便「邪不可干」。但是，中國醫療也需要與時俱進，停滯不前只會被病毒打敗。尤其到了明朝永樂至崇禎年間，中國已經連續發生了19次大瘟疫，醫療衛生系統深受重創，必須大破大立，從此中國醫療系統發現過去的傳染病學已經無法應付如此多而繁雜的新型態瘟疫病，再加上病毒在不同人身上展現的威力與症狀皆不相同，治療預防手段也必須更新才行。

從前中醫重視調理虛寒體質，多著重在傷風傷寒身體的冷度，提升身體溫度，加強抵抗力和促進代謝，視為恢復健康之道。但明朝末年的名醫吳又可，發現中醫過去對瘟疫的看法有不足之處，傳統《傷寒論》恐已無法醫治；觀察當時所發生的天花、瘧疾、鼠疫、

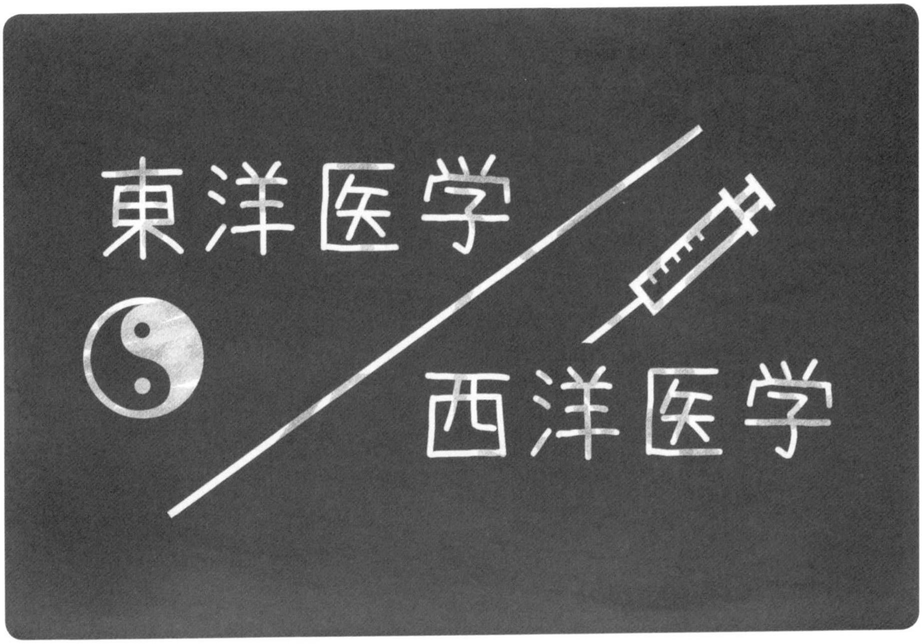

霍亂、瘟疫等等疫病，多是屬於溫熱病，患者因為天地間的戾氣而致病（透過空氣、接觸等方式病菌進入口鼻），因此創立了「戾氣溫病學說」，針對疾病傳染戾氣、病況的不同，施藥治療，除了將病患分開處置隔離，也透過藥方將病毒排出體內治癒。所撰寫的《瘟疫論》奠定了傳染病醫學的基礎，其觀念也與現代的防疫手法相似。

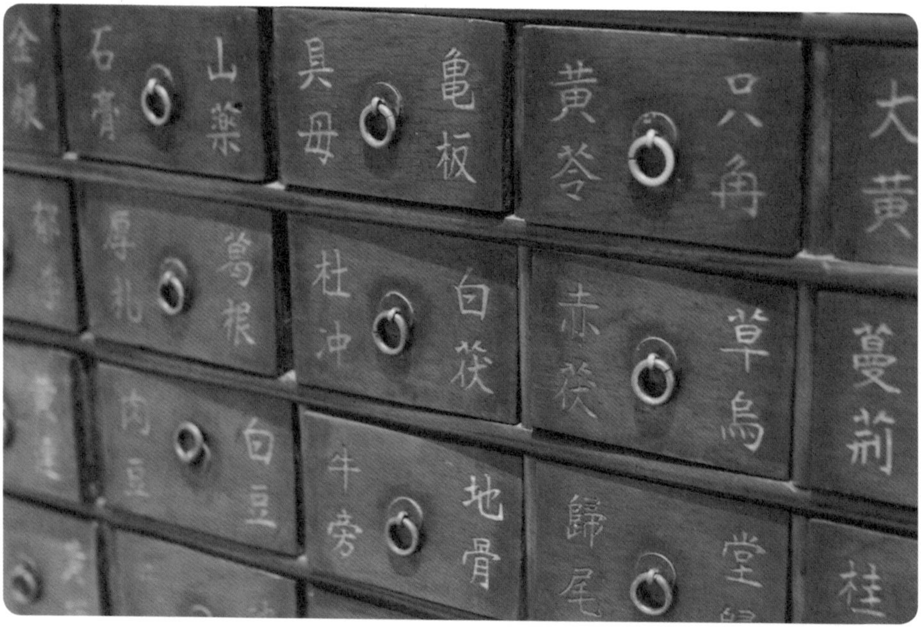

遠離生病的中醫保養之道

注意生活節律，作息、情緒不要太High

現代的科技社會跟過去農業社會大不相同，生活環境相差甚遠。以前的人從事農務，日出而作、日落而息，吃的是粗茶淡飯，聽的是鳥聲蟲鳴，談的是家務俗事，思想單純，鮮少大變動地觸動心神元氣，與現在快節奏的生活方式完全不同。我的患者中有一些是科技產業工作者，平常上班作息就不太正常，花費很多時間在工作上，精神壓力很大，因此一到放假日，不是拚命睡覺，就是徹夜狂歡。用這種極端互補的方式來釋放精神壓力我雖能理解，偶一為之勉強還可以接受，常常如此則會大大損傷元氣。

人過日子有時好有時壞，運氣高低起伏也無法避免，但若內心太多波濤洶湧就很衝擊自身免疫力。因此，適度地修身養性，調節內心情緒就顯得非常重要。晉代名醫嵇康提出了養生論點——「調七情、棄厚味、慎起居」，到如今依然實用，就是平時常自我提醒不要過度歡喜悲憤，稍微控制一下情緒；吃東西的調味不要過重，且不能過量。生活起居也應該要謹守不熬夜、不睡過晚的節律，注意外在環境變化增減衣物，讓身體與自然環境達到舒適的平衡。

有意識地過生活很重要，這就是大家常說的「愛自己」。去感受食物的滋味，細嚼慢嚥，真正享受飲食；覺察自己的情緒是否困在一個點，拉扯著自己的心神；感受身體的溫度變化，適度增減衣物呵護；定時睡覺和起床，保持神清氣爽的活力，這些都可以讓我們和濁氣保持距離，降低生病機率。

Tips 4大提升抵抗力黃金準則

想要提高身體免疫力，不能三天曬網兩天打魚，也沒有一劑強身藥，吃了之後可以一勞永逸百毒不侵。因此，打疫苗固然重要，但平日維持自身免疫力的基礎功夫也不可輕忽。「正氣存內，邪不可干」，調節人體的正常生理運作功能，強化身體的抗病能力，一直是中醫對付傳染性疾病的主要治則。

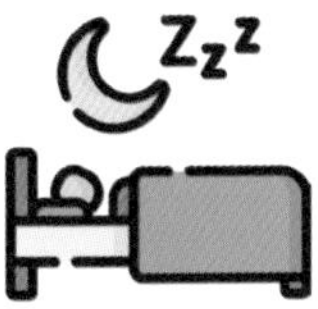

規律作息

有良好的休息和睡眠，
並保持愉悅、平常心。

均衡飲食

三餐定時，盡量勿生食。

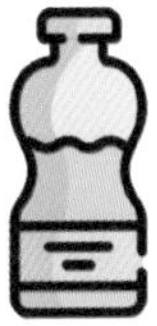

水分補充

每日喝足夠水分，順暢解尿排便。

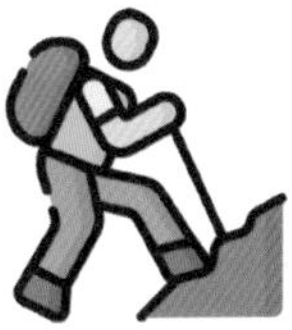

適度運動

保持每日規律運動，其中養生操或太極拳是很好的選項。

抗病毒偏方效果有限，用藥應請醫師評估

新冠病毒引起多數人的恐慌，也確實影響到了大家原本正常的生活。每個人都不願意確診，害怕避免被病毒塗害感染中重症，加上中藥清冠一號的治癒效果令人驚艷，坊間一些中醫老祖宗所留下來的草藥秘方，更成了人們趨之若鶩的防疫聖品。

在那個沒有抗生素的年代，確實有不少從身邊唾手可得的草本植物裡，找到大瘟疫來臨時足以保護健康的食材與藥材。站在中醫的角度看，這些食材和藥材所提供的防疫根本有兩種：一種是**具有抑制病毒作用的草本**，另一種則是

Tips 身體溫度提高 1 度，免疫力提高 3 倍

既然抵抗病毒的草本不夠有力，但從自身免疫力來調節提升也是一個好辦法。例如紅茶中的茶黃素可以增加細胞的溫度感，促使身體細胞溫度上升；當身體的體溫上升 1 度，免疫系統的戰力可以提高 3 倍，抗病力就會提升。因此，凡是能夠提高身體溫度的活動如泡溫泉、喝紅茶、熱開水、運動、泡熱水澡等等，都有助於提升免疫力。

能夠提升自體免疫力的草本。至於這些草本能夠對於防疫起到多大的效用，還是必須要具體個別來看。例如一開始病毒流傳時，很多人在網路上流傳板藍根可以抑制病毒、對抗新冠肺炎，不過就實際經驗來看，板藍根對於抵抗新冠病毒效果有限，而另一個大家熱烈討論的金銀花，雖然效果高於板藍根，但也不至於到百分之百的功效。況且每個人體質狀況不同，建議還是經醫師評估診斷再用藥較好。

咖哩辛香料是修復細胞黏膜的好法寶

新冠肺炎剛發生的時候，人們從武漢撤僑的人當中，發現有五百名印度人 PCR 檢驗是陰性，直接聯想到是印度咖哩的飲食習慣讓他們躲過了這個世紀病毒大災難，因此便深入研究印度咖哩的組合香料，認為咖哩當中的薑黃以及中式料理常用到的蔥、薑、韭菜、蒜等等，都可以對病毒侵害起到一些防護作用。這些辛香料對於病毒的防疫確實功不可沒，主要是因為它們能夠修復細胞黏膜，也有提高身體體溫的效用，幫助提升免疫力，加上防疫得宜，就能成功躲避病毒的襲擊。

Tips 不是吃辣就能預防病毒入侵

辛香料植物中含有許多物質能夠促進腸胃蠕動，消炎殺菌，具有一定的防護效果。這個好消息讓許多嗜吃辣的人有了很好的理由大啖辣椒醬、麻辣鍋。但常有患者提問：「常吃麻辣鍋的人是不是病毒也較不容易靠近呢？」真正的答案是不會！因為麻辣鍋和辣椒醬除了有辣元素，其中也添加了許多調味料，甚至高鈉還會導致體內的廢水淤滯排不出去，變成水腫。當身體一腫起來，體溫就會下降，免疫力降低，反而成為匯聚病毒的溫床。

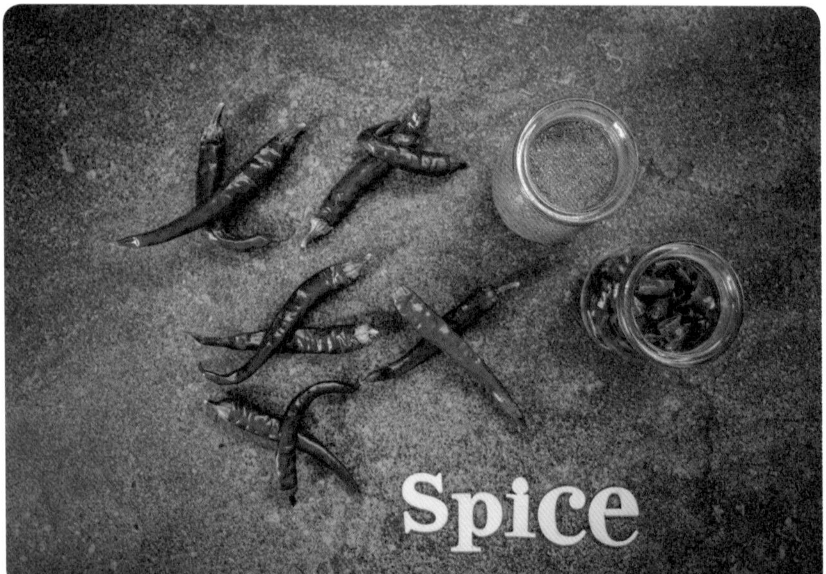

多攝取蛋白質能修復毀損的細胞

古代蘇東坡不能一日無肉，其實對每個人而言也是如此，人體每天都需要補充優質蛋白質才行。優質蛋白質對人體是很重要的營養素，包括雞蛋、新鮮雞魚肉等，或者喝雞湯和雞精來補充攝取，其胺基酸含量豐富且容易被人體吸收，能即時修補每日身體受損的細胞。

身體在抵禦病毒的過程中，細胞難免會受到一些損傷，為了讓這些細胞能夠快速修復，重整旗鼓繼續對抗病毒侵害，即必須從日常飲食中攝取優質蛋白質來加強修復能力。另外，為了增加細胞的支撐性，完善細胞結構，也應該攝取足夠的綠色蔬菜，來補充維生素及微量礦物質。

疫情尚未全面解除，加上各種流感、腸病毒等病毒存在威脅，若是媽媽們想幫每天辛苦工作的先生，或者是抵抗力較弱的孩子食補，不妨選擇營養豐富又好料理的雞湯，幫家人強健體魄，從正確飲食攝取來建立防疫防護網。

強身壯體雞湯

材料　雞腿 2 隻、剝皮蒜頭 20 顆、蛤蜊 300 公克

作法　將所有材料放入，用電鍋燉煮或是用爐火熬煮至雞肉熟透，即可稍加調味食用。

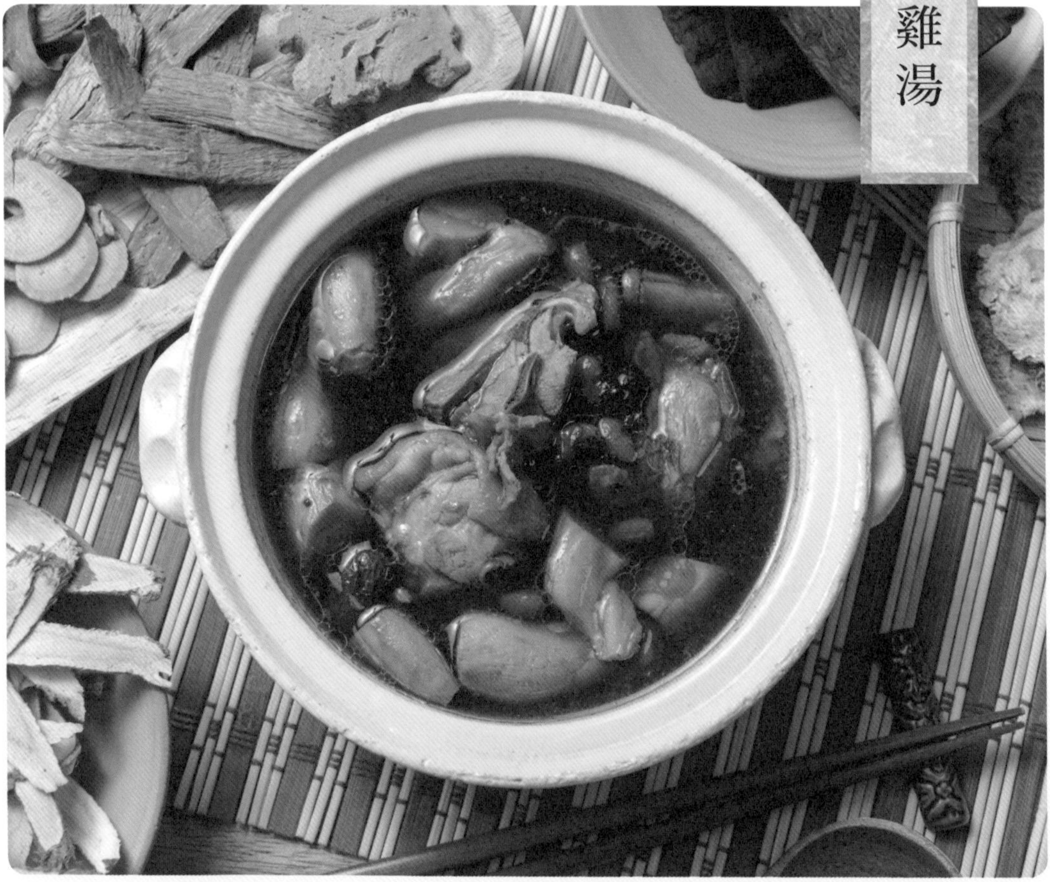

維生素C和黃耆茶飲加強抵抗力

至於年紀較小的幼兒及兒童，應該要如何加強自身免疫力？除了養成正常作息及均衡飲食、適當運動等基本習慣外，我會特別推薦家長每天在小朋友喝的開水裡加入一點維生素C，或是沖泡黃耆茶飲給孩子喝，這些方式都能有效增強抵抗力，讓爸媽與孩子更安心地生活。

防疫私房保健飲品

「醫師，疫情傳播中要進辦公室上班，加上身邊仍不時傳來確診消息，每天都很不安……有沒有可以喝的防疫茶，讓我降低被病毒看上的機會？」、「醫生，該如何才能預防再次確診的機率？」這是很多上班族的心聲，也是最常聽見的患者提問。在疫情尚未真正結束時刻，不少人為了生活經濟還是得咬著牙進辦公室，甚至飛出國出差。之前我的一名病患工作是商品研發，在疫情肆虐的情況下，已經兩年沒參加國際商品展。所以即使面對當時最兇猛的Delta病毒來襲，他還是有不得不出國參展的壓力。出國前他來門診請我開一些防疫茶給他和公司同事備著飲用，最後也都順利平安健康歸來。

新冠肺炎的主要症狀在上呼吸道，包括喉嚨痛、喉嚨癢、咳嗽不止。首次染疫的人可以清楚地發現病毒主要攻擊喉嚨黏膜，所以預防病毒成功攻城掠地，平日養護好喉嚨是很重要的事情。至於很多人在問的要吃什麼、喝什麼才能預防病毒襲擊？我的病患我會開立清冠中藥茶飲讓他們稀釋著喝，但除此之外，其實在家也有一些簡單的中藥茶飲可以泡來飲用。

疫情之下人人求自保，最好的保健良方我認為是將防護融入日常生活中，讓其自然而然成為生活的

潤喉爽聲茶

材料

貫仲 5 公克、金銀花（忍冬）5 公克、薄荷葉 5 公克

作法

將所有材料放入沖泡壺，以 500CC 沸水悶泡。

飲用方式

每天 1 ～ 2 杯

一部分。右頁推薦的調配茶飲，就是我自己在疫情期間每天飲用，而這款茶飲防護力也幫我成功躲過 Delta 流行大爆發時，每天近距離為病人看診接觸的危險時期。

增強心肺功能伸展運動

有句俗語「軟土深掘」，無論用在人與人之間的權力關係，還是人與病毒之間的強弱關係，都適用這個道理。你的身體若是比病毒弱，很容易就被攻城掠池；人海茫茫，眾生芸芸，病毒絕對不會先找一個身強體壯的人踢鐵板，再怎麼樣都會找一個體弱的人攻擊順便當宿主。所以，這場比賽就是跟病毒比戰力、比氣長，你的心肺功能好，就有機會贏。

尤其一旦罹患新冠肺炎，會使得心肺功能下降，因此平常可以做一些增強心肺功能的運動來鍛鍊。

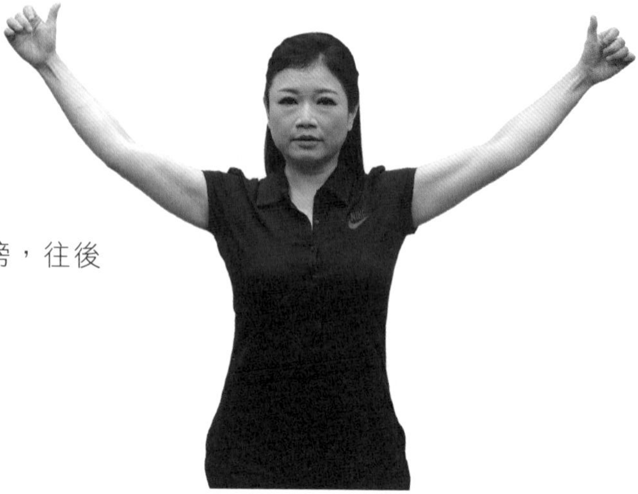

Step 4 肩胛骨帶動肩膀，往後畫圓圈 10 下。

小提醒

- 這組開肺經操，站立、坐在椅子上都可以；術後修復的患者也可以坐在椅子上慢慢進行。
- 不聳肩、手不過直，才能將力量正確放在肩胛，不造成肩膀肌肉用錯力更緊繃。

✕ NG 動作

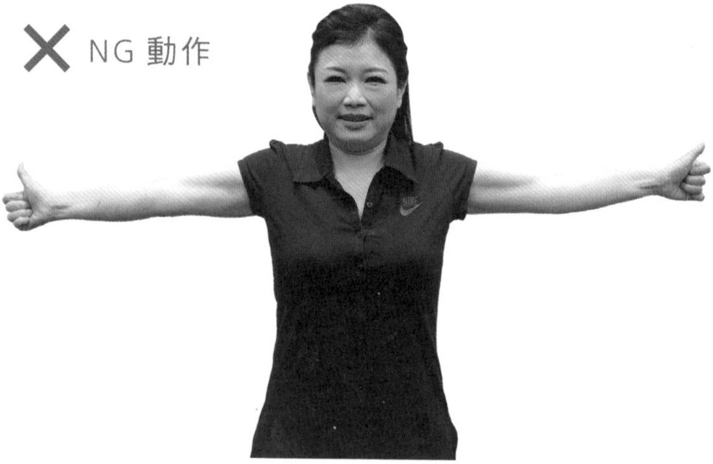

畫圈開肺經操

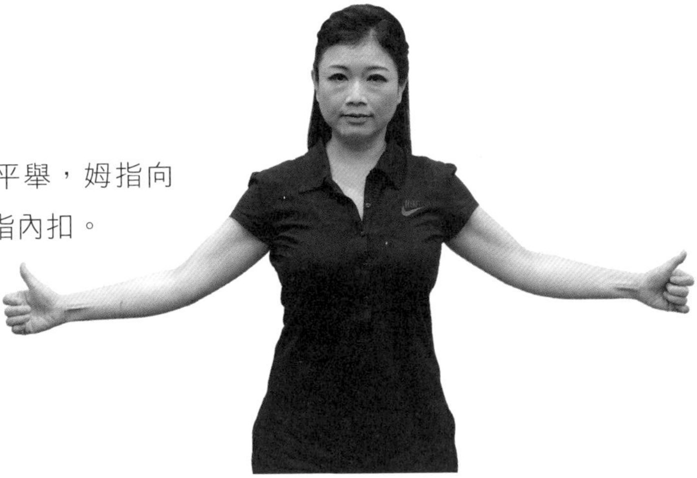

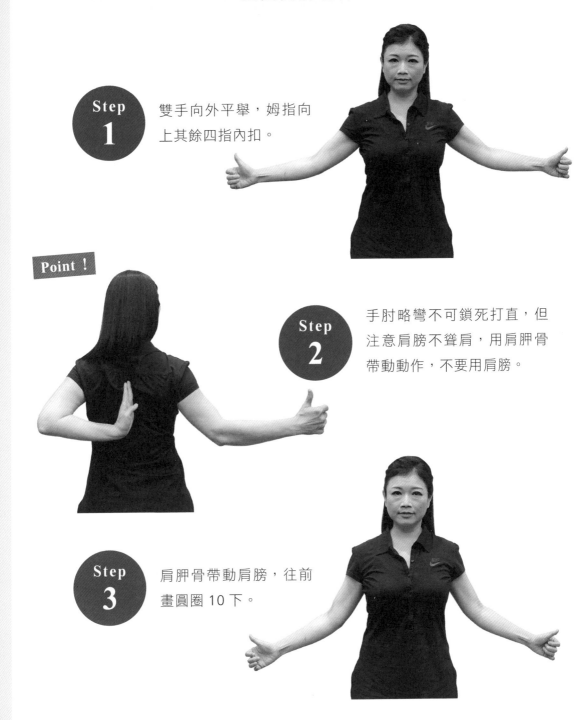

Step 1 雙手向外平舉，姆指向上其餘四指內扣。

Point！

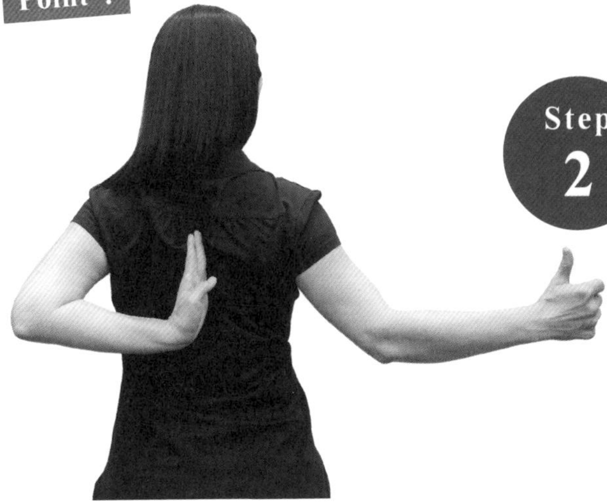

Step 2 手肘略彎不可鎖死打直，但注意肩膀不聳肩，用肩胛骨帶動動作，不要用肩膀。

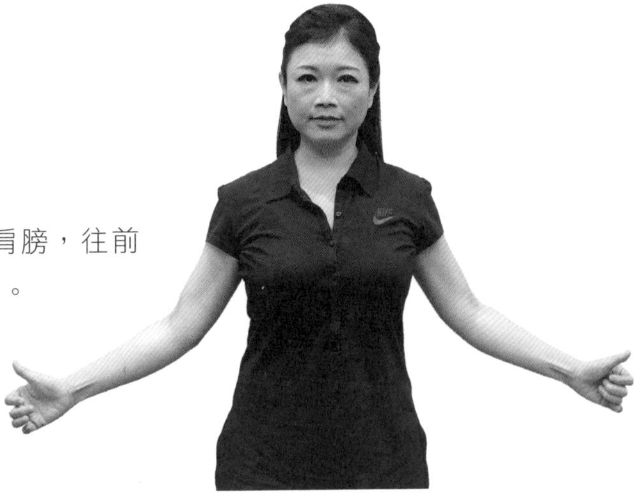

Step 3 肩胛骨帶動肩膀，往前畫圓圈 10 下。

Step 4

虎口合谷仍向上，將注意力放在肩胛骨上，慢慢將手放下平舉。

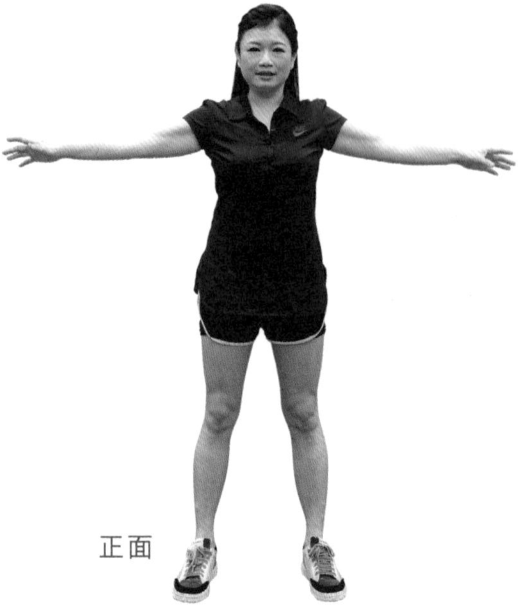

正面

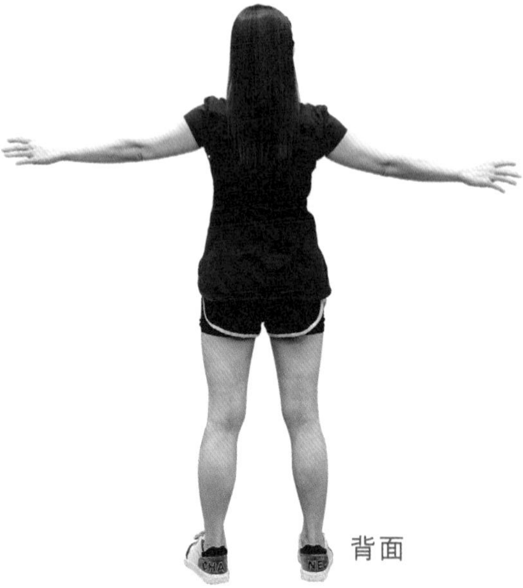

背面

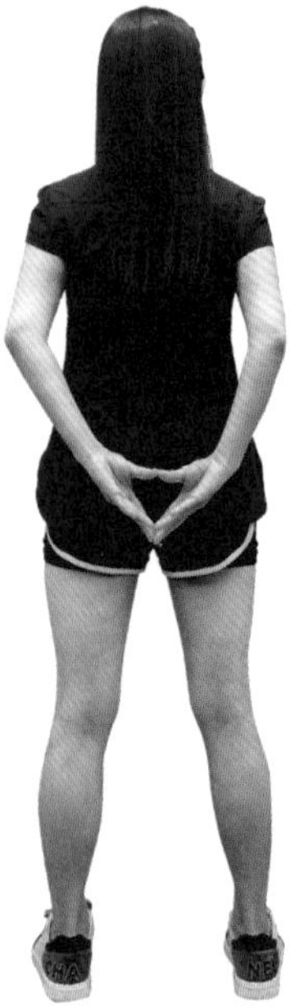

Step 5

用肩胛骨力量帶動畫圓，將雙手往後背腰際伸展，兩手拇指、食指指尖相碰，形成愛心狀。

Step 6

重複上述動作，10-20 次。

上下雙心開肺柔肝操

Step 1

雙手輕鬆下垂，雙腳與肩同寬。

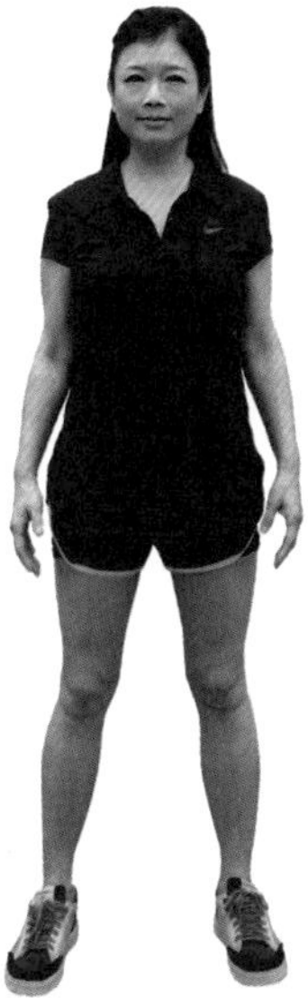

Step 2

虎口合谷朝前，雙手緩慢平舉。

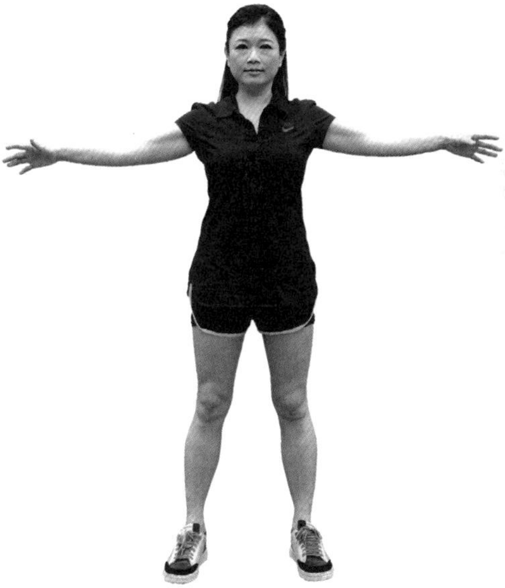

Step 3

雙手沿體側上抬到耳旁、頭頂，姆指相碰，形成愛心形狀。

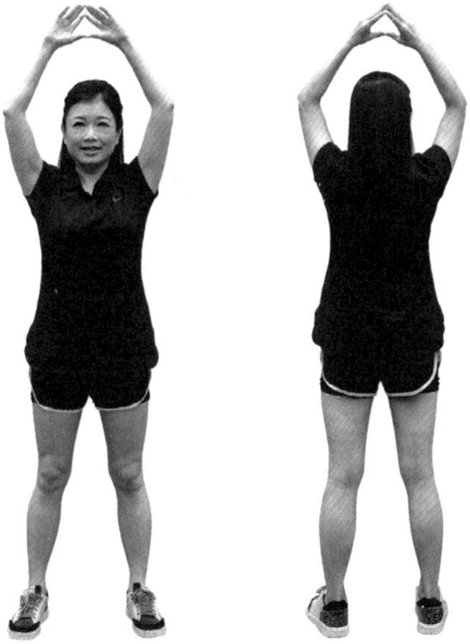

正面　背面

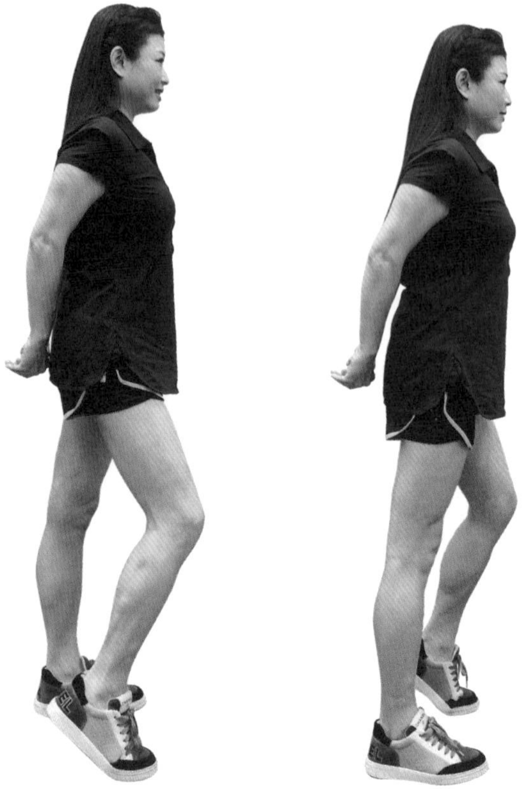

Step 4

雙腳以墊腳尖方式左右踏步 20 下，手維持不動。

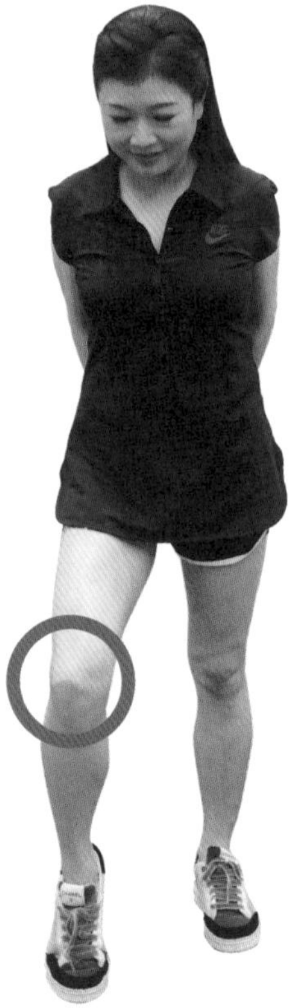

小提醒

- 踩踏步伐的時候，膝蓋要往外朝前，不要內八。

Point !

膀胱經排毒操

Step 1

雙手背後腰際處，雙掌反握。

Step 2

抬頭挺胸，用肩胛骨力量將肩膀往後伸展。

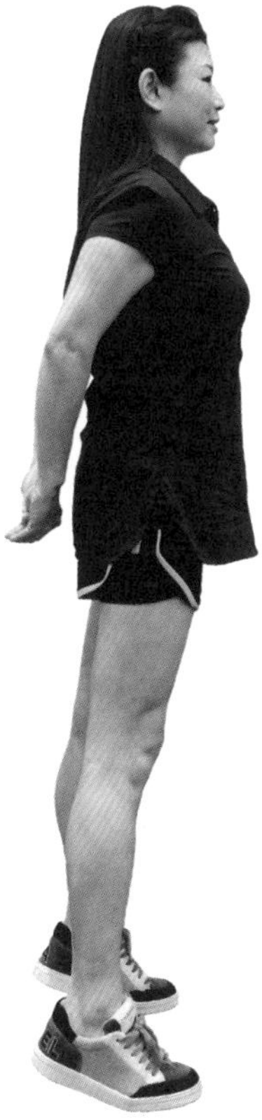

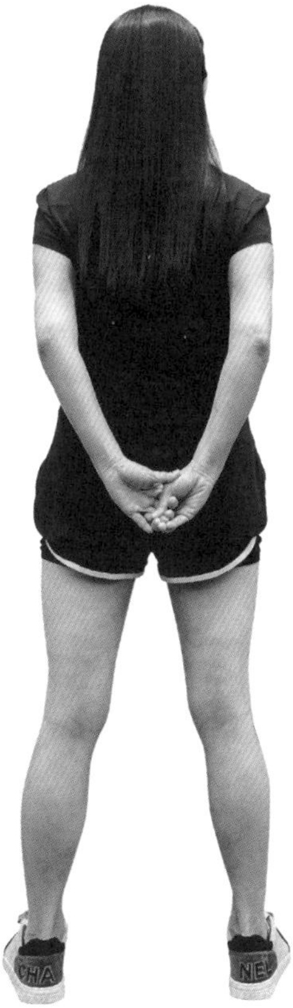

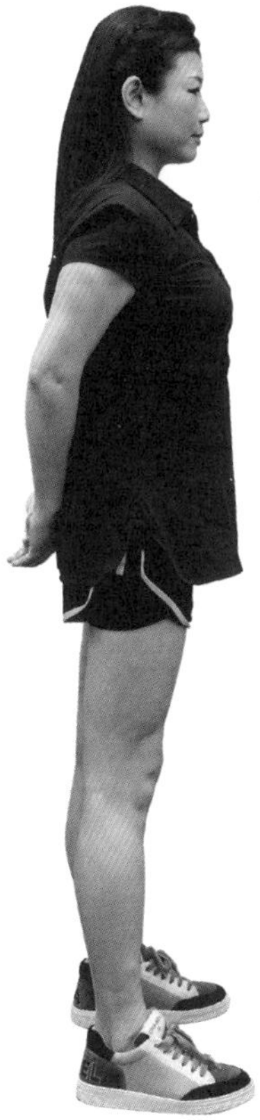

Step 3

雙手離開背部時，同時墊腳尖 8 秒。

Step
3

深蹲動作回正，同時手肘彎曲回胸，站直。

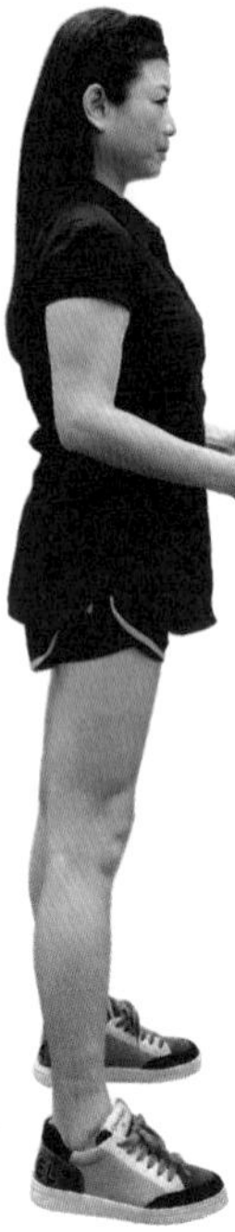

小提醒

- 除了瑜珈滾筒，也可以用 3kg 啞鈴或礦泉水替代。

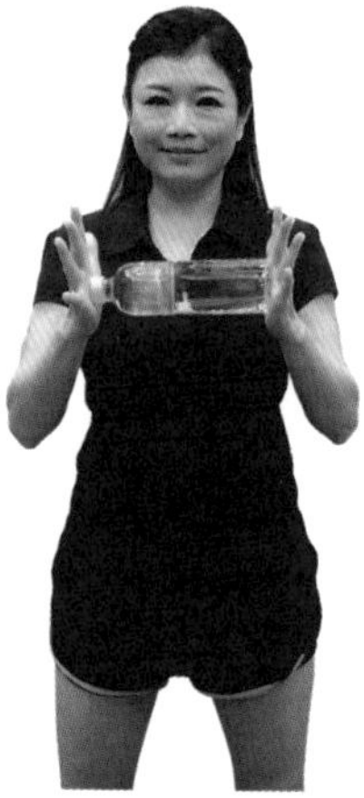

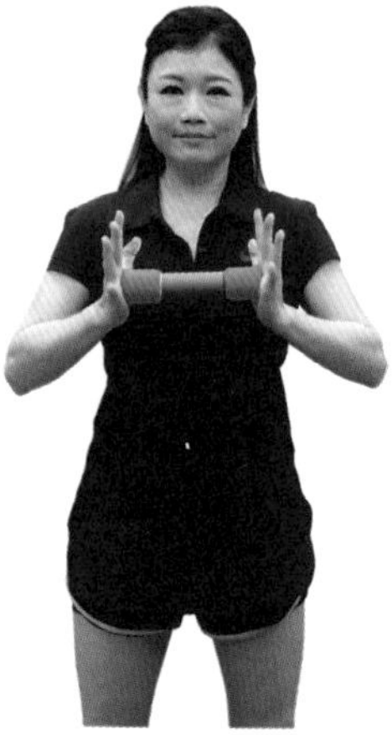

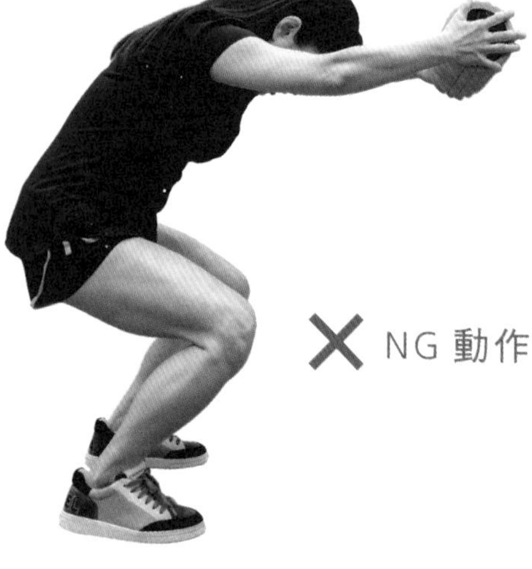

✕ NG 動作

- 做動作時，要胸背打直，臉看前方。推送滾筒時切記不要低頭、含胸。

送禮負重強心操

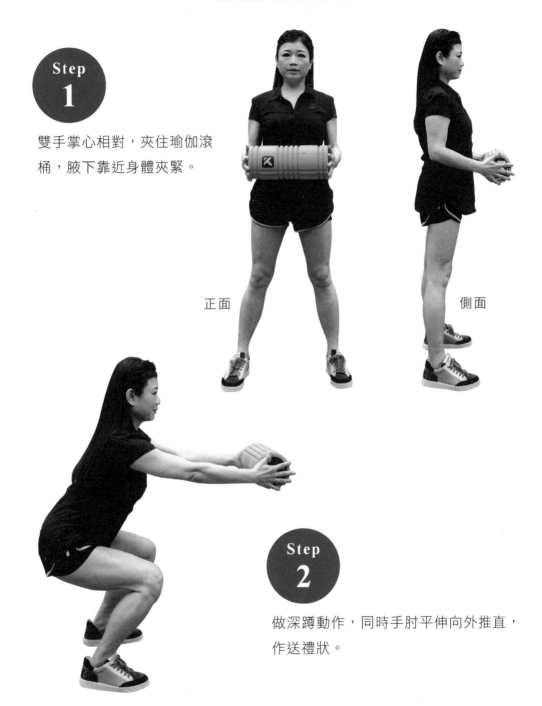

Step 1

雙手掌心相對，夾住瑜伽滾桶，腋下靠近身體夾緊。

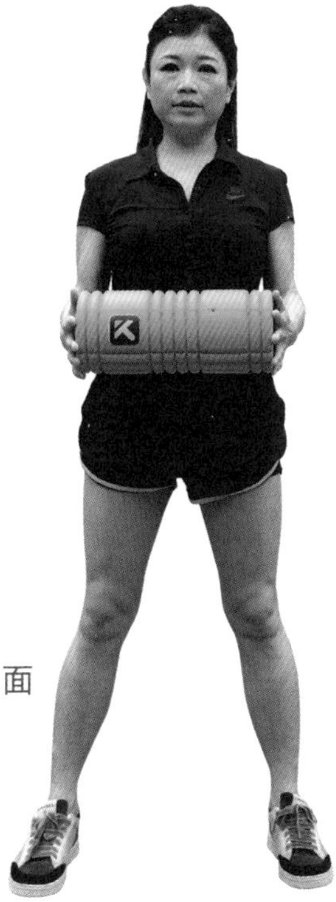

正面

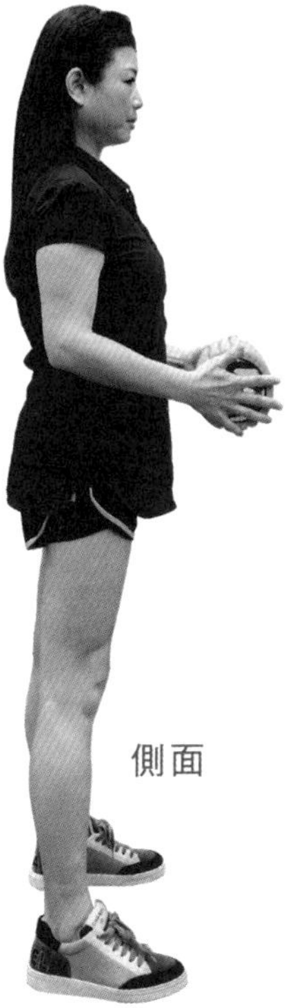

側面

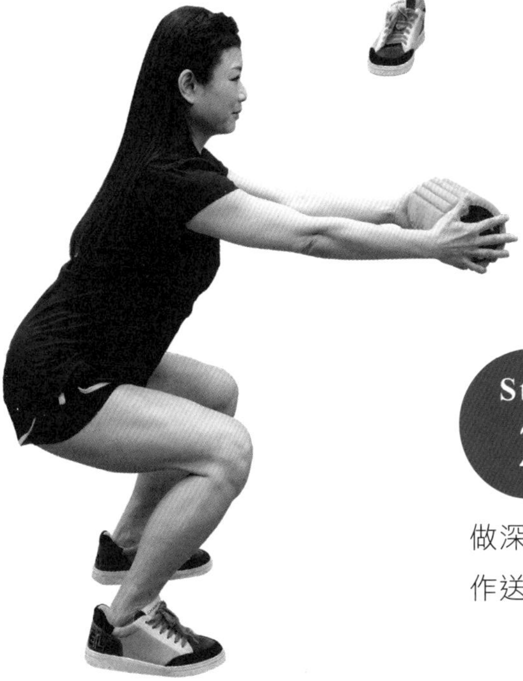

Step 2

做深蹲動作，同時手肘平伸向外推直，作送禮狀。

舒展肝膽經心肺按摩操

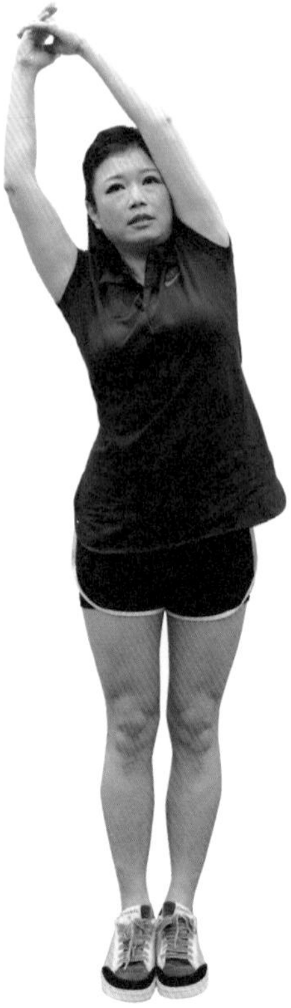

Step 1

雙腳併攏，雙手向上伸直貼住耳朵，手指在頭頂上緊扣。左手往右邊下壓時，頭部要同時往左邊施力，用阻抗的力量保持在正中央。

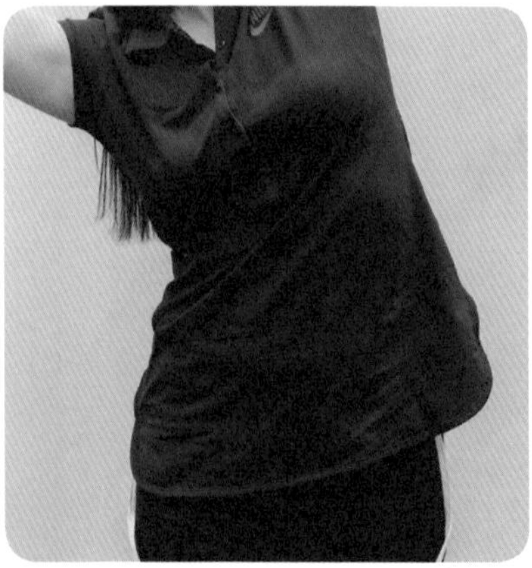

Step 2

這組動作可以讓側腹肌、腹橫肌、腰內肌、肋間神經完全伸展。除了消除腰背部脂肪，也能強化肋間肌肉穩定與放鬆，有助心肺呼吸的收縮與擴張。

Step 3

伸展 10 下為一組，之後換另一邊操作。

小提醒

- 伸展過程中不要用臀部力量推，而是利用手的力量帶身體往旁邊側。

穴位按摩強化器官

很多病人在確診之後肺部及心肝血管功能都出現受損，由此可以得知新冠病毒最熱中攻擊人類這幾個器官，所以平日更應該注意心肝血管和肺部的養護，萬一真的在無可避免的高傳染下罹患新冠肺炎，病毒侵害器官的程度也會有限。

而強化器官的防禦力，我們也可以靠按摩穴位來做到。將能量從穴位透過身體經絡傳遞到內臟，也可以促進經絡循環，就好像日夜值班的守衛，幫助我們提升身體的免疫力。

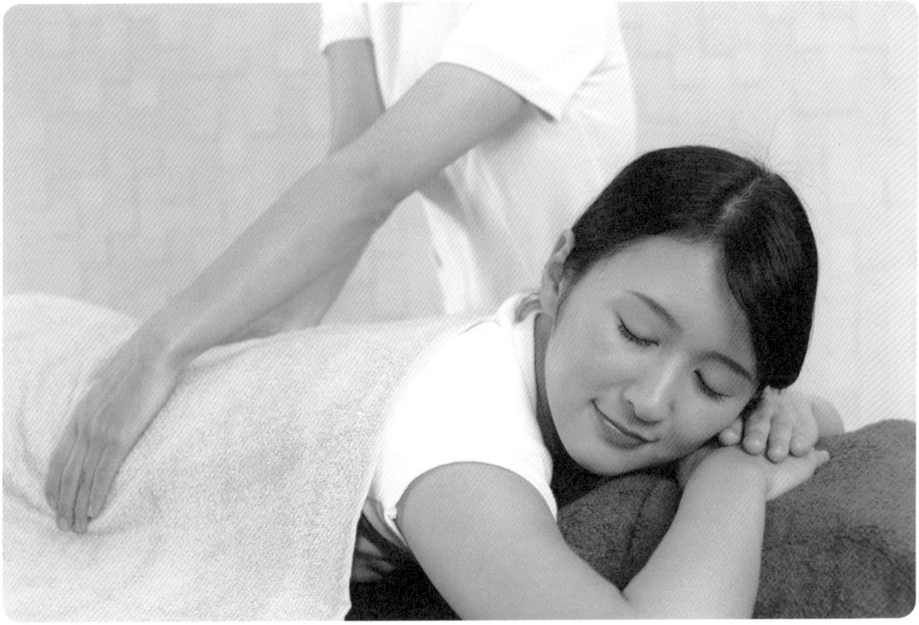

膻中穴

位置在胸口正中央。用輕輕敲打的方式可化解鬱悶之氣，建議同時配合深呼吸的節奏進行。

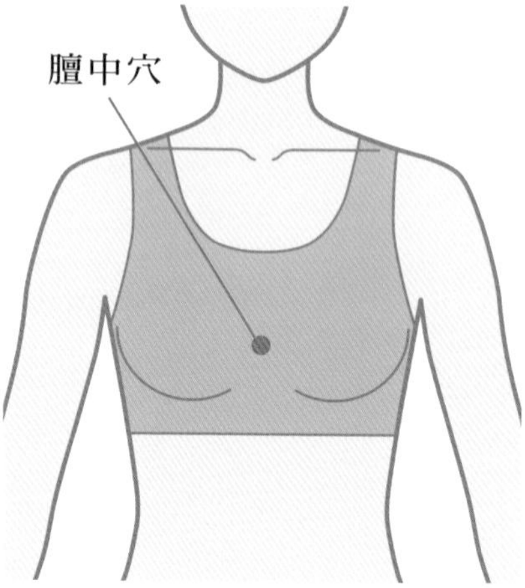

章門穴

位置在側腹部。稍加按壓可疏肝理氣，有解鬱、養肝經及肝血的作用。

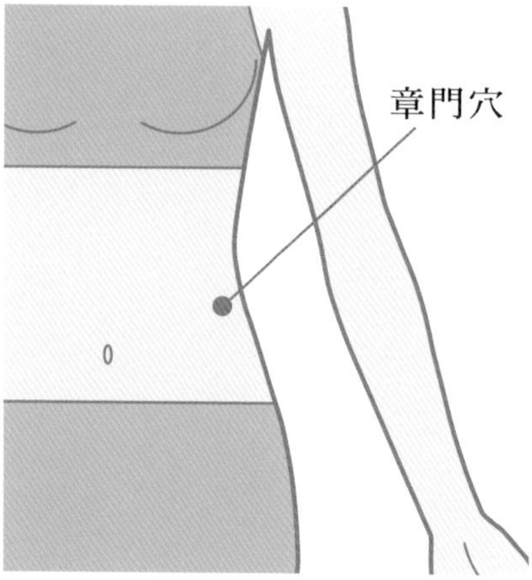

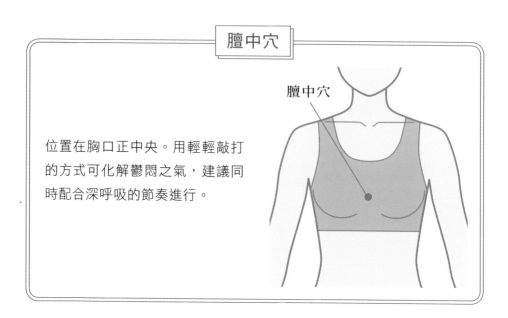

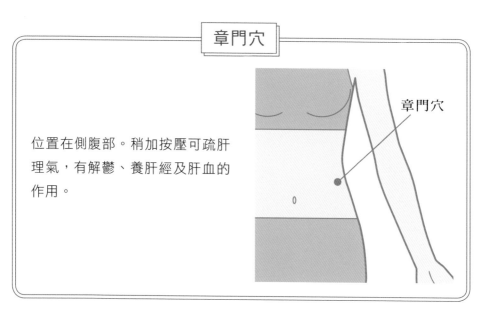

防疫救星——被寄予厚望的清冠一號

疫情初始面對來勢洶洶的病毒，讓大家措手不及，想方設法尋找有效解決方案和藥方。清冠一號的問世，無疑為國人提供了一帖定心丸，迄今依然被寄予厚望。

新冠疫情大爆發之前，大家對於清冠一號的態度比較保守，多仰賴疫苗預防和一般醫療院所來治療新冠症狀，中醫師們也一再提醒民眾，清冠一號萬不可未染疫就先喝作為預防。然而疫情大爆發後，疫苗和醫藥體系皆呈現供不應求狀態，民眾為自求多福，又一窩蜂全轉向清冠一號，將其視為救命仙丹。對症下藥一直是醫病的準則，真說實在的，其實沒有什麼萬用救命仙丹這件事，實際好好了解清冠一號的組成就能理解一二。

它是由荊介、薄荷、防風、桑葉作為領頭羊的中藥方，可以對抗微量的新冠病毒和輕微新冠呼吸道症狀；此外，黃芩可用作對抗細胞激素風暴，板藍根、魚腥草則可以清熱解毒，對抗病毒和細菌，進一步保護肺泡。針對罹患新冠肺炎導致多痰、痰濕的症狀，清冠一號也會用上瓜蔞實，如此可減輕痰阻呼吸道所導致的胸悶。最後，再加上炙甘草來保護我們的五臟六腑。

• 沒確診能喝清冠一號預防嗎？

許多中醫師認為：沒有罹患新冠肺炎之前是不能喝清冠一號的，喝了會腹瀉反而傷身，這讓很多人對清冠既期待又怕受傷害。其實中醫師們會有這樣的建議，是本於辨證論治的行醫規則，根據確實病症下什麼方子，不可能在還未確認病症、甚至是還未有病症就下藥方。但新冠肺炎的確是一個強大無比的敵人，病人很可能症狀非常輕微甚至自己都未察覺，也可能他上一秒安然無恙，下一秒就暴露在確診者周圍，若等到兵臨城下才用方，恐怕為時太晚。

因此，我的看法是：在經過醫生的指導下，是可以放心使用清冠一號來預防並且治療新冠肺炎的。特別是針對一些因為各種原因不能打疫苗或害怕疫苗過度反應的人，也可以通過尋求醫師的協助，適當的飲用清冠一號來加強自身防禦力。

• 因應變種病毒而變化的清冠一號加減方

病毒不停地在高速變種，攻擊力和攻擊目標不斷調整隊形再改變，原有的清冠一號配方和劑量現在看來，已經像是古老的兵器、跑不動的老爺車，看著漸行漸遠的歹徒，只能無力感嘆。

新冠病毒是一個統稱，它的家族後來演變得非常龐大，從全世界的人類身上交互傳染改變基因體質，孕育出下一代。如今新冠病毒株已經從早期的武漢株、Alpha株、Delta株，變種到Omicron、BA.1、BA.2、BA.4、BA.5，甚至又出現了取代BA.5，成為日後主要感染高峰的BA.2.75；病毒變化莫測，BQ.1、BA.2.75及XBB、XBB.1.5等變異株也蠢蠢欲動，這樣**因時、因地、因時節風土傳播改變產生的疫情，便是古代中醫所說的「時疫」**。而應對這種時疫就不能以不變應萬變，得要觀察時疫對應症狀變化，加以調整醫方。

有鑑於此，我常笑稱清冠一號跟隨病毒腳步也演變到了清冠七號，針對新冠病毒的變種去做加減方調整。我所提出的清冠加減方沿用

Tips 買不到清冠一號的病人可以這樣做

新冠病毒不定時發生一波又一波大流行，且日後恐成為常態。大流行時若買不到清冠一號，確診了想服用該怎麼辦？建議可以請熟識的中醫師依症狀加減方加上紅景天、桔梗、杏仁、連翹、紫蘇葉、石膏各 5 克，以 1000CC 水煎服用。

清冠一號藥材，再加入紅景天、桔梗、杏仁、連翹、紫蘇葉、石膏這幾樣中藥材，來加強改善新冠病症。其中紅景天是中藥上品，能理氣養血，保護腦血管及腦細胞，預防病毒侵害腦部導致腦霧；桔梗則是顧肺藥材，能夠保護肺部氣管，預防血氧下降；杏仁也是顧肺良方，能化痰止咳；連翹具有消炎作用、可降低體內病毒含量；紫蘇葉是一種既不會過度寒涼，又可抗病毒的草藥；石膏則可以解熱、退燒消炎。

● 如何安全有效地服用清冠一號？

自清冠一號問世以來即備受矚目，且被寄予濟世的厚望。但藥能治療，錯用卻反而傷身，因此更進一步了解清冠一號的藥性和使用方式，才能正確治療且作為預防疾病所用。

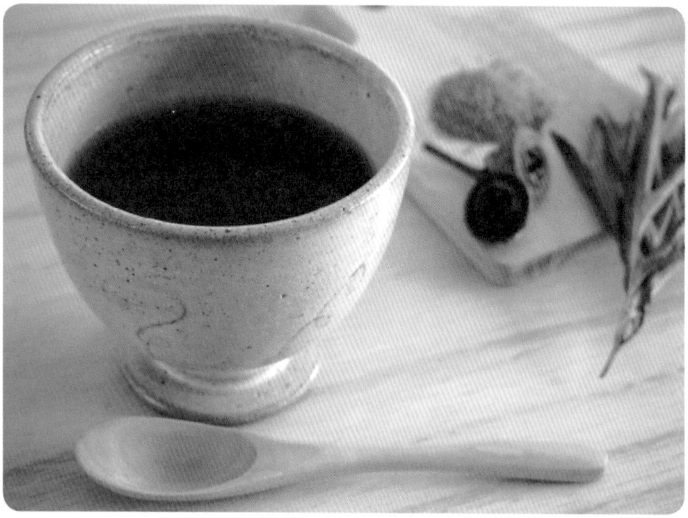

Point 1 清冠一號不濃喝，應稀釋飲用

清冠一號的配方包含荊介、薄荷、桑葉、防風，這些藥材在中國北方省份原本就是季節時令感冒用藥，冬天若受到風寒感覺不適、肩頸肌肉酸痛，醫師也會建議少量沖泡飲用，舒緩症狀。

清冠一號裡的魚腥草和板藍根，也是嶺南、廣東、廣西感冒涼茶的配方之一，隨處可見街邊小販販售這種涼茶，緩解夏日暑風傷害鼻腔、呼吸道和肺部不適。尤其當中的魚腥草在川渝一帶更是家常涼拌小菜，對台灣老一輩的家庭主婦也不陌生，媽媽們很愛用它來燉煮雞湯增強免疫力。如果感覺咽喉腫痛，有些客家媽媽會在仙草中加入魚腥草。

有些人飲用清冠一號會腹瀉，是因為其中含有瓜蔞實與厚朴，具有利便的功效，但這是安全藥材，有腹瀉不必擔心，只要稀釋飲用即可。我們診所的患者與員工，在病毒大爆發時期都是以中醫藥研究所的清冠一號主方，稀釋三倍每天服用，除了感覺神清氣爽，如身體有不適也能很快好轉。

Point 2 清冠一號飲用的時機與次數

這個問題必須追本溯源，從清冠一號的研發初衷說起。清冠一號的配方是針對瘟疫時行，目標症狀是風熱、痰熱，因此使用的都是涼性藥材而非溫性藥材，很多人為此擔心喝多了會不會讓體質變虛變寒？

前幾次的疫情大流行都是發生在夏季，而台灣的夏季5、6月氣候又濕又悶熱，人體也跟著較為濕熱，喝清冠一號正好消暑解熱，因此不會有體質虛寒的問題。但如果疫情大爆發的季節是發生在冬天，台灣冬天氣候濕冷，這個時候對體質本來就虛寒的人來說，喝與不喝就有差別了。

基本上，體質虛寒的人不建議多喝清冠一號。而什麼是體質虛寒的人呢？有一個指標是在冬天手腳特別容易冰冷的人，那麼喝清冠一號時就要特別斟酌。但更重要的是，病毒是不挑人的，所以該如何對付病毒又拿捏好體質的狀態？我認為喝與不喝最好都能夠請教專業醫師，請醫師針對個人體質設計合適的清冠一號喝法會比較好。

Point 3

有出國需求、須經常接觸人群建議服用

疫情大爆發時期，或是更早之前缺疫苗，疫苗施打率極低的期間，清冠一號絕對是出門保平安的一帖良藥。當時我和診所的同事天天喝，一些診所的熟面孔病患臨時要出國，或是必須得參加公司活動，需要暴露在人群中的朋友，都來找我拿清冠一號天天喝著預防。（再次強調：預防用的清冠是我們診所的加減方，而且是稀釋著喝。）

除了以上這些人之外，其他人是不需要喝清冠一號的。我也有病患因為個人因素或體質特殊不施打疫苗，年紀雖長卻尚未退休，每天還是得去公司群聚處理業務，像這樣情況的人，我建議最好也是每天稀釋著喝比較保險。當然，倘若疫情警報再起，隨著病毒不停變種傳染，最好的自保之道還是出門戴口罩，勤洗手，多一分保障不嫌多。

我自己這幾年來每天和確診病患面對面近距離看診，和病毒正面對決，能夠度過多數平安無事的日子，靠的就是清冠一號和疫苗雙管齊下。雖然在

去年 8 月還是被傳染中獎，但充分休息之後身體很快地就康復。直至現在，我每天看診結束回家，只要覺得喉嚨怪怪的，就喝 150CC 清冠一號稀釋藥方，只要一、兩分鐘時間，不適症狀很快就緩解了，讓我更安心地繼續在工作崗位上為病患服務。

Point 4 正確服用，作為疫情時代的安心基石

面對新冠病毒洶洶來襲，無論是預防或是治療，清冠一號的表現都相當出色。我們必須善用它，結合西醫治療，更能全方位地守護自己和家人健康。如果有同住家人確診，建議除了確診者喝清冠一號的原液配方之外，其他家人也應該喝稀釋液來預防病毒攻陷。只是有些人體質較為虛寒，中醫師就會依體質來調配，加入藿香正氣，或普濟消毒方、千金葦莖等等。

最早之初，疫苗施打率太低，導致死亡率居高不下時，清冠一號的及時上場救治了不少人。直至去年底，全世界已經有共識地視新冠肺炎為輕症一

般疾病。加上之後疫苗普及，病毒變種致使確診者死亡率下降、輕症化，國家衛生政策也走向寬鬆開放，不再強制國人隨時配戴口罩、禁止群聚。但我的觀點認為，越是如此越不能掉以輕心，因為病毒並未真正消滅，從數據上來看，確診者痊癒後的長新冠後遺症也沒減少它的影響力。所以，**後疫時代的樂活防疫相當重要，從調整好體質的事前預防，到確診後的身心健康恢復，都要一起全面提升**。當我們快樂出國、旅遊台灣時，將清冠一號稀釋方隨時常備，才是確保自己平安的好方法。

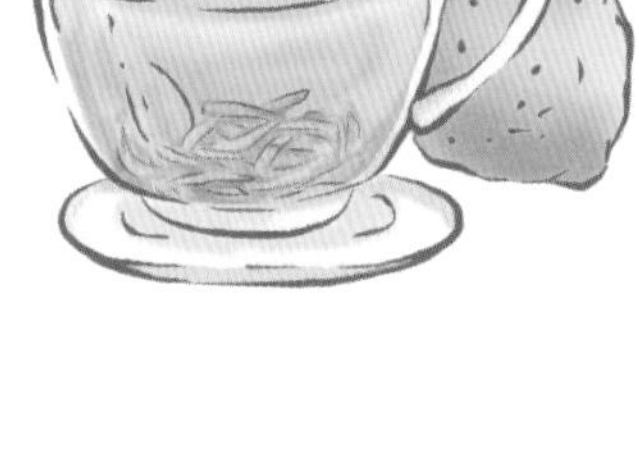

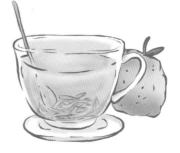

第二章

新冠症狀和後遺症：中醫治療與照護對策

【新冠及早治癒的重要性】

台灣的防疫政策從最初的清零到「與病毒共存」，過程歷經了不少轉折，民眾有掌聲有噓聲，看法相當兩極。但無論政策如何，病毒卻從未停止殘酷的攻擊。雖然官方資訊告訴民眾：得新冠肺炎就像普通感冒一樣，只要吃普拿疼、咳嗽藥就可以安然度過，甚至還聽聞累積星星有防禦功能。但站在醫師的立場，我真心呼籲大家千萬不要拿自己的身體去嘗試。從看過的病人臨床案例中，**新冠肺炎絕對是能避就避**、**能防就防**。先不提截至目前為止病毒一再變種的傷神問題，即便是最早出現的新冠病毒，其**所造成的症狀**、**後遺症和長新冠問題**，都在臨床治療中不斷地推陳出新，難以捉摸，讓掛診病患受苦其中。

至於新冠肺炎最後會不會流感化，和人類走向和平共處？看起來會是疫苗覆蓋率高之後的終極目標。但從目前全球各地仍偶有零星波段爆發的趨勢看來，要真的等到那一天恐怕還有一段路要走。新冠病毒多以呼吸道症狀為主，包括鼻塞、流鼻水、咳嗽、發燒等一般上呼吸道感染症狀，少部分會出現較嚴重的呼吸道疾病如肺炎等；Omicron 新型冠狀病毒則是發現確診者會出現味覺異常、腹瀉、頭痛、皮膚紅疹的情形。

在治療新冠肺炎時，我們真正的治療目標是有效降低患者體內的病毒存量，在發病的時候能夠把病毒存量降到最低，這樣可以大大減少往後新冠後遺症及長新冠發生的可能性或嚴重性。

「天河水」和「曲池」緩解疫苗不良反應

施打疫苗是預防病毒最直接的方法，但還是有部分人擔心疫苗所引發的不良反應而卻步。我也碰過有病患因為擔心，說什麼就是不肯接種，或是本身身體因素考量，選擇不打疫苗。會出現疫苗不良反應，多是來自於自身慢性病或特殊疾病所引發，一般除了吃止痛藥緩解之外，也可以用一些中醫建議的方式使身體代謝變快，減少藥劑殘留身體造成的副作用。

最基本的除了多喝水、多休息，也可以吃新鮮蔬果補充維生素C。有習慣喝茶的人可以飲用青草茶、綠茶、烏龍茶飲，這些茶飲有助增進身體代謝消炎作用。如果是打針部位腫脹不適，則可以施作「推天河水」和「曲池」穴位按壓，讓代謝變快。

推天河水

從手腕處內關穴往手肘曲澤穴方向推壓，可將腎經的水推回身體裡，達到解熱消炎作用。

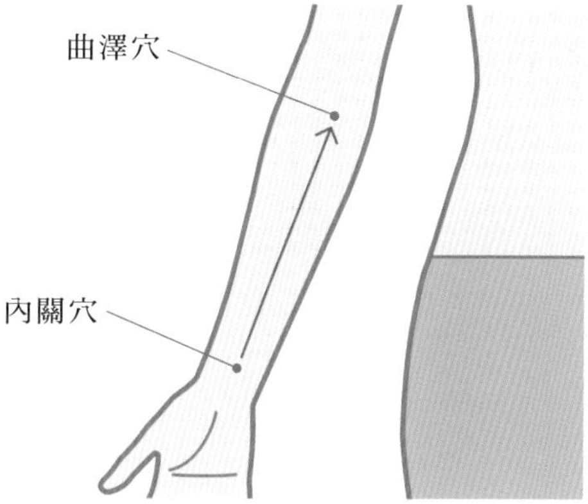

曲池穴

位於手肘彎起外側凹陷處，按壓此穴可以促進身體代謝。

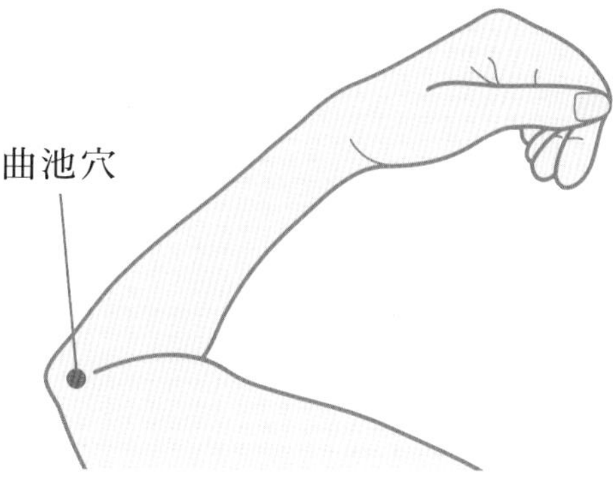

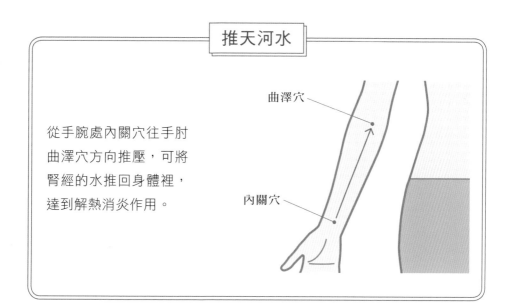

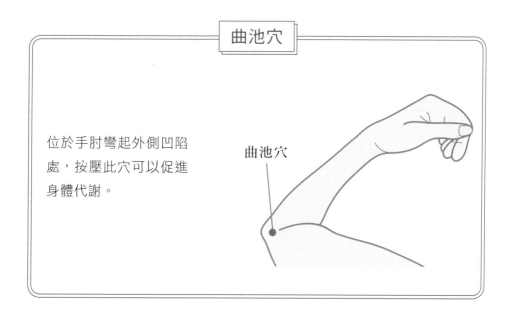

四大功能防禦茶

調節免疫系統

益氣補肺茶

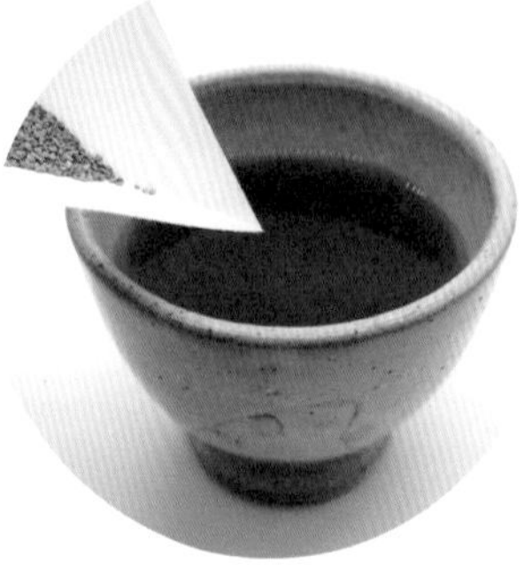

材料

阿膠6克、五味子105克、地骨皮6克、天冬6克、麥冬6克、百合9克、貝母6克、茯苓6克、苡仁12克、糯米10克

效用

這款益氣補肺茶主要在調節人體的免疫系統，減少被病毒感染的機率。益氣除了能幫助提高身體免疫力，使病毒難以入侵，補肺也可以彌補萬一還是不幸被病毒入侵後所造成的損傷。

去除身體多餘濕氣

去濕防疫茶

材料

桔梗、甘草、白朮、藿香

效用

身體的濕氣容易成為病毒媒介。台灣人喜好吃生食、喝冷飲的飲食習慣，再加上環境氣候潮濕，更有機會導入病毒，因此可用此款防疫茶來幫身體除濕，杜絕病毒上身。

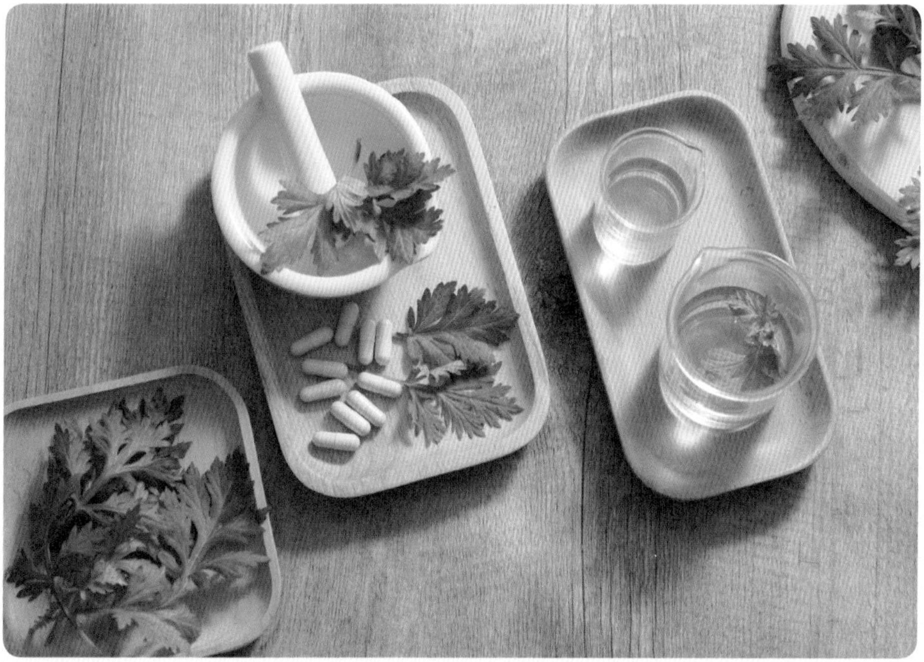

中醫大抗冠方劑（茶包）

材料

黃耆、白朮、防風、藿香

效用

這款由中國醫藥大學研發的中藥茶包飲品，不僅可以除濕，還有解毒、護氣功效。能抑制新冠病毒棘蛋白與人體細胞 ACE2 受體結合，降低病毒感染侵襲人體。

強化心肺功能

生脈益氣飲

材料

人參、麥冬、五味子

效用

體質虛弱的長者，或是為了照顧高齡父母與年幼子女，每天忙得昏天暗地、睡不著睡不飽的三明治世代，最適合飲用這款茶來調節自身免疫力，同時強化心肺功能，加強防護避免病毒侵襲。

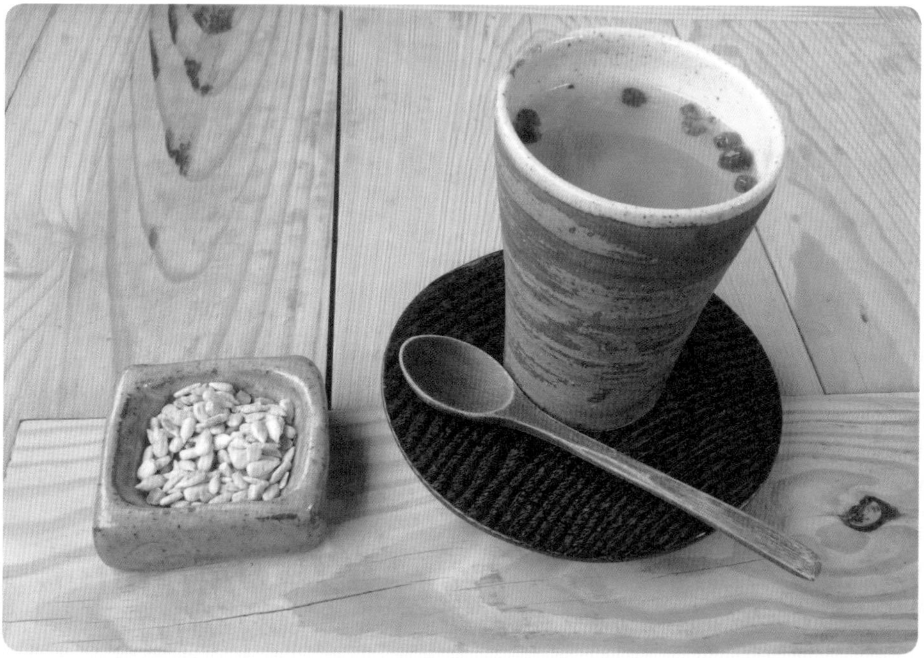

中醫食補——夏季滋養椰子雞湯

夏日溫度飆高，容易使全身陰虛津液蒸發，身體需要黏液滋潤的部位如眼睛和喉嚨等等，更容易感覺乾燥。而喉嚨又因為有新冠病毒最愛的接受體，因此很多曾確診新冠的患者到了夏季特別容易喉嚨乾癢不舒服。因此，我建議大家在炎炎夏日燉煮這道椰子雞湯來保護喉嚨，順便攝取其中滿滿的胺基酸來強身補體。

這道椰子雞湯容易製作又便宜好喝，而且一丁點鹽都不用添加，湯頭就很鮮甜。連我這個口味偏重的人都愛不釋手，非常推薦給大家。高接梨的粗梨皮可清熱化陰，且梨皮的甘露糖豐富，對於咽喉黏膜修復快，效果非常好；屏東可可椰子是這道養生菜的首選食材，香甜滑順滋味讓人一喝愛上。

椰子雞湯

材料

土雞半隻、椰子 1 顆、高接梨子 1 顆切塊

作法

將所有食材放入電鍋中，燉煮 30 分鐘入味即可食用。

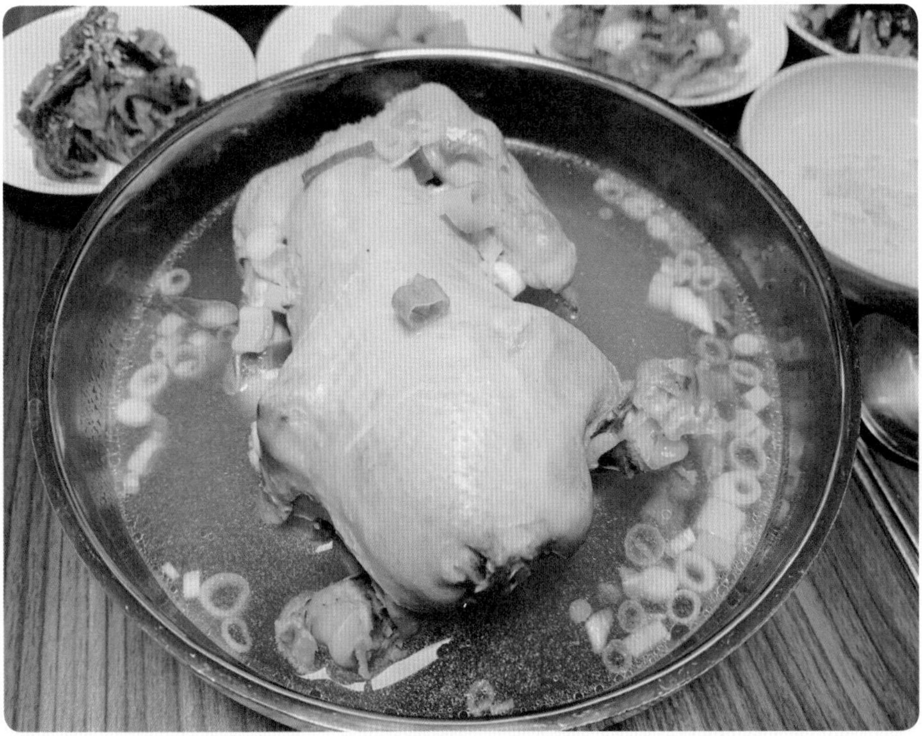

全新型態防疫，降低病毒中獎率

整整三年多來的新冠病毒摧殘，讓大家既傷身又傷心。傷身是因為健身房不能去、聚會歡唱不能唱、玩樂也不能玩，只能每天在家吃零食躲病毒，結果身材胖了好幾圈，筋骨也緊繃到硬梆梆動不了。傷心則是因為大家情感聯繫只能靠遠距視訊，很多人因為關係距離的改變而鬱鬱寡歡，無法回鄉探親團聚，真的很令人傷心。

雖然疫情限制措施帶來了許多不便，但面對兇猛病毒的殘害與後遺症，許多防疫心態還是不可鬆懈與小看。還記得當時我的一些女性貴婦團患者，讓我經常為她們捏了一把冷汗。她們生性樂觀，面對病毒毫不退縮，正常的玩樂聚會一次都沒少過，而且部分人士還是站在反對打疫苗的那一派，不論我再如何苦口婆心，她們也只願意服用防疫茶飲來抗戰，結果最終還是淪陷，在參與了一次大型演唱會之後，10個人當中就有8個「中獎」，病毒的威力可見一斑。

疫情爆發前，我們診所員工其實很常聚在一起餐會，加上我自己是個美食主義者，愛吃美食之餘，更喜歡跟大家聚在一起談天說笑的氛圍，紓解平日的工作壓力。但是疫情肆虐之後，連我這麼愛吃喝玩樂、歡樂聚餐的人都安分收斂了起來，因為我對病毒投入了不少心力研究，實在不敢太小看它的威力。**一旦染疫之後，日後罹患失智症的機率相對提高，罹患心血管疾病的機率也大大提升**，尤其這次的病毒確確實實就是透過口鼻相傳，只要拿下口罩呼吸與吃喝，就會很快傳遞，沒有僥倖。

不過，防疫久了也真的會疲乏，台北某間醫院就曾發生過「鹽酥雞事件」，只因為醫護人員點了鹽酥雞想犒賞一下平日高壓的工作壓力，順道聚餐歡樂一下，沒想到短短的用餐時間，就有多位人員染疫，導致醫院馬上關門休息消毒隔離。因此，在疫情攻擊下確診，不是你運氣不夠好，而是這病毒傳染力真的太強，根本沒有多少人能逃離。雖然這一波疫情高峰已經過去，確診人數大幅減低，但在新冠肺炎真正流感化之前，我還是真心希望大家面對防疫能用全新規格型態看待，從體質調整打好底子，加上勤洗手、戴口罩等基礎防疫，做好「生活防疫+心理防疫」，才能真的在日常生活中安心享受美好生活，未來也才有本錢對抗各種不同的時疫。

疫前高規防護、疫後認真修復

關於防疫與確診，網路上有各種資訊不斷在流傳，還有一說是：如果你至今還沒有染疫，若不是天選之人，便是沒有朋友的人。因為病毒不會放過任何人，每一個人都有染疫的機會，只是時間早晚而已。

還記得新冠剛開始感染的時候，大家最依賴的就是醫院，但矛盾的是內心卻又最害怕醫護人員。大家認為醫護人員每天接觸病毒的頻率高、接觸的病毒量大，怎麼想都是高風險族群，所以當時也出現房東不願意把房子租給醫護人員，以及外送人員不願意把食物送到醫院裡面去的新聞報導，避之唯恐不及。

會這麼想，是因為大家對病毒的了解不夠透澈。事實上我自己從新冠病毒剛開始流行之後，每天都在接觸確診病人，每天都受到高濃度的病毒襲擊，但正是因為有這樣的「自知之明」，所以不管如何我一定都會戴上全副武裝看診，而且我服務的醫院診所絕對是按部就班地仔細進行消毒，因此我才說在醫院反而是最安全的地方，危險的是民眾對於防疫的鬆懈，例如瘋狂參加聚餐不戴口罩或者是防備不夠，才是真正提高感染機率的途徑。

但儘管如此，病毒的傳染力實在驚人。防範嚴謹如我，還是在去年中一次聚會後感染了病毒。我個人是很樂觀且正面的看待，我還跟診所員工開玩笑說：「我期待這個7天隔離假很久了。」重點是，**感染後的保養要確實做到**，透過食療、中藥及適當的運動等來讓身體好好修復，不要留下後遺症，也為**身體儲存日後不易生病的本錢**。

確診後必吃超級食物——桑葚

去年5月時正值Omicron病毒傳染力高峰期，同時也是桑葚的盛產期。街上時常能見到載著一瓶瓶紫色桑葚汁的卡車叫賣，或是市場上有著成堆小山般的黑熟桑葚，看得人食指大動。那甜膩中帶著微酸的滋味，想著想著口水都忍不住從舌尖竄了出來。

價錢不貴又到處可見的桑葚，其實正是防疫的超級食物。大家真的不必捨近求遠遍尋良藥，家裡備個幾瓶桑葚原汁，無論是染疫前加強氣管的保護力，還是確診後在家自我調養護眼又養心，甚至是減少長新冠症狀上身，都非常有用。桑葚原汁可以保存一年以上，在疫情沒有徹底結束之前，建議大家都能買一些在家中備用。另外，倘若無法買到原汁，也可以在網路上買冷凍桑葚來食用。

桑葚飲

材料

桑葚、麥芽糖

作法

桑葚加入麥芽糖不加水熬煮，煮開後即可飲用。

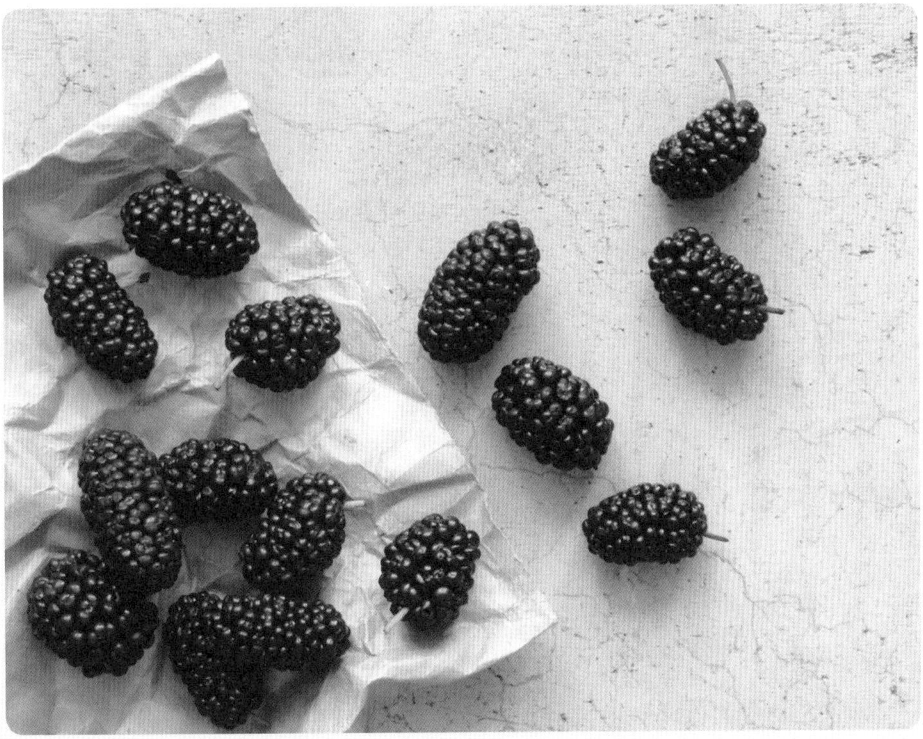

桑葚食飲有效保護氣管

我們都知道新冠病毒攻擊人體黏膜的情形非常嚴重，不但會造成喉嚨乾癢，也會讓眼睛變乾。單吃桑椹或喝桑葚汁本身對黏膜具有很好的養護作用，如果再加上具有保護氣管、化痰作用的麥芽糖，更能周全地保護喉嚨，抵禦病毒攻擊。

平日保養身體的吃法

每年4到6月是桑葚產季，過了這段時間之後就沒有新鮮桑葚可以採收，不過市面上還是隨時買得到一些桑葚原汁和冷凍桑葚。可以把這些桑葚或桑葚原汁冷凍保存起來，每天解凍一小碗桑葚原汁，或是取一小碗冷凍桑葚打成果汁來飲用，作為日常養護身體黏膜。除此之外，桑葚對於男性的攝護腺保養以及生育年齡的女性子宮養護，甚至是更年期婦女的症狀改善，都有很好的效果幫助。

提升身體免疫系統的穴位按摩

合谷穴、風池穴

用手指按壓合谷穴與風池穴，可達到疏散風邪之效。

合谷穴

手掌拇指、食指合攏，在肌肉的最高處位置往下按壓。

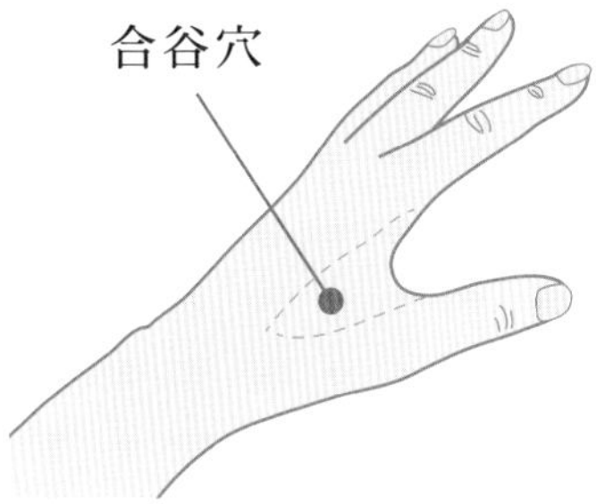

風池穴

頭後兩側斜方肌旁凹陷處。

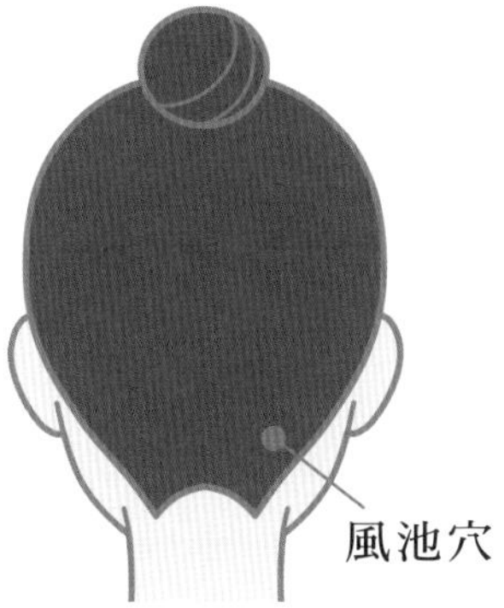

肺俞穴、定喘穴、華蓋穴、膻中穴

可用溫熱的中藥材做穴位敷貼，達到溫通經絡，改善胸腔氣血循環。

肺俞穴

背部第 3 胸椎棘突下，
旁開 1.5 吋（約兩指寬）的位置。

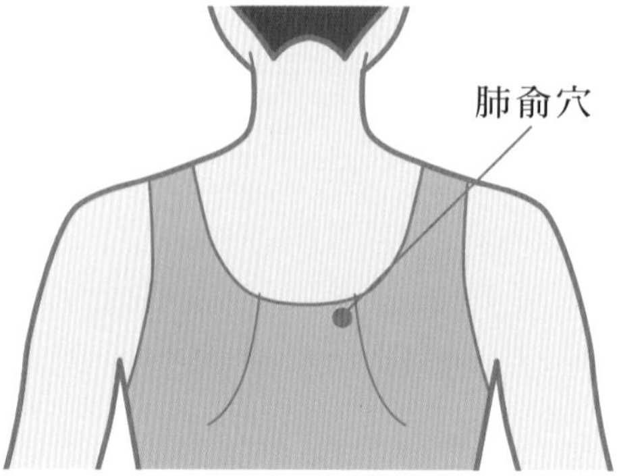

定喘穴

背部第 7 頸椎棘突下，
旁開 0.5 吋（約半指寬）的位置。

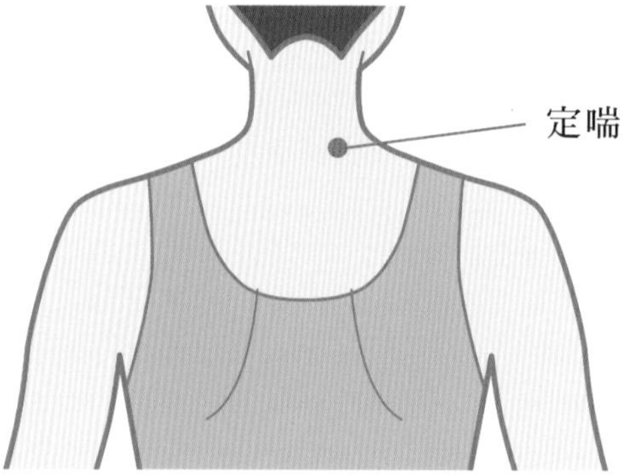

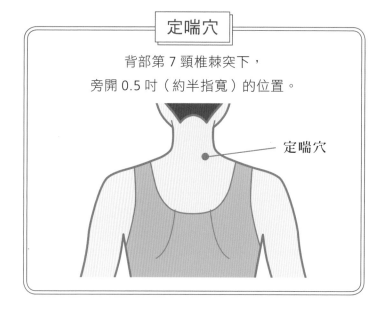

華蓋穴

在胸部前正中線、平第一肋間的位置。

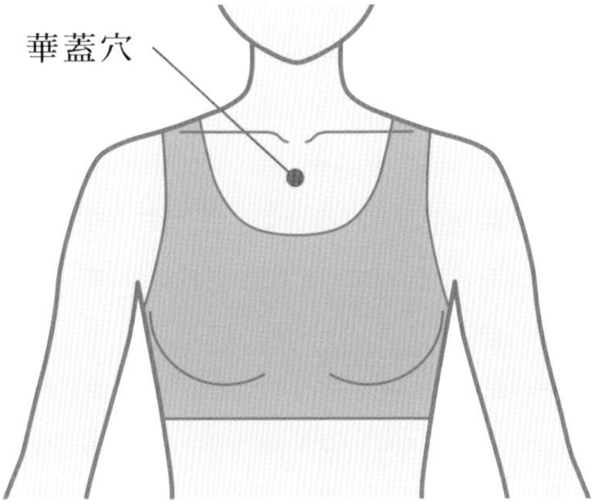

膻中穴

位於胸部正中，兩乳頭連線的中點位置。

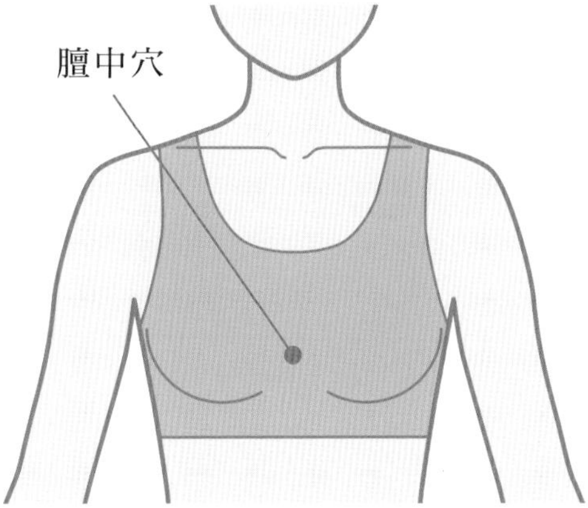

足三里穴、合谷穴、風池穴、豐隆穴

足三里穴可調理脾胃、清化痰濕；每個穴位按壓15～20秒，休息5秒，雙側交替按壓，共約15～20分。每日按壓能利五官七竅。

足三里穴

小腿前方外側面，膝蓋下方四指幅位置。

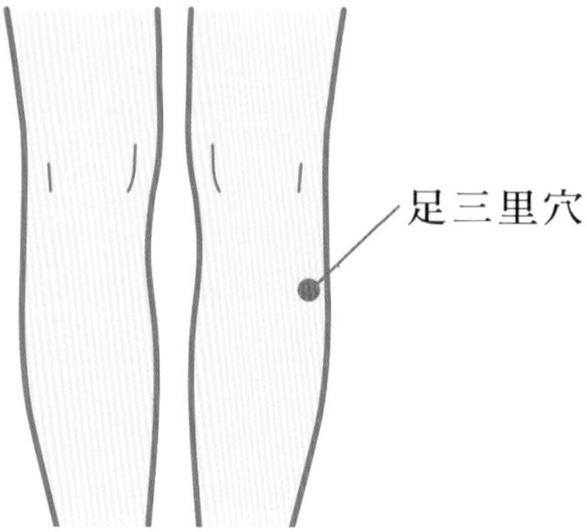

合谷穴

手掌拇指、食指合攏，
在肌肉的最高處位置按壓。

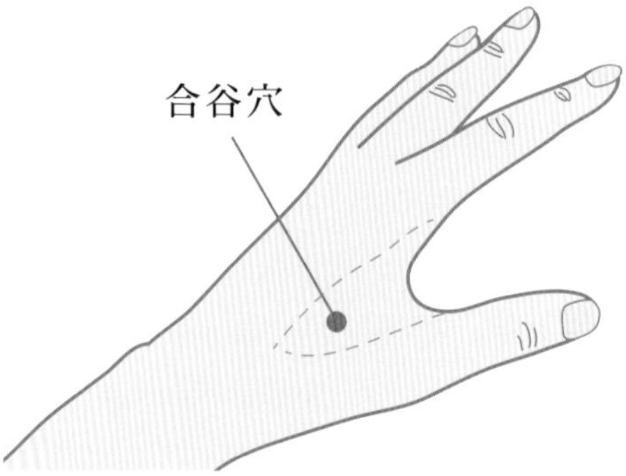

風池穴

頭後方兩側斜方肌旁凹陷處。

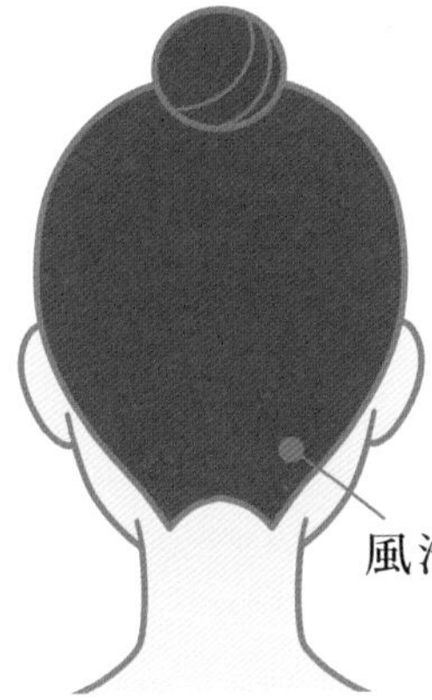

豐隆穴

小腿前方外側面，膝蓋外側凹處
與外踝連線中點位置。

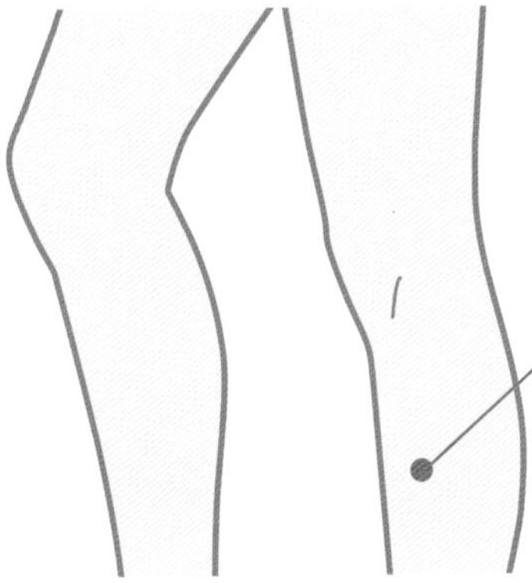

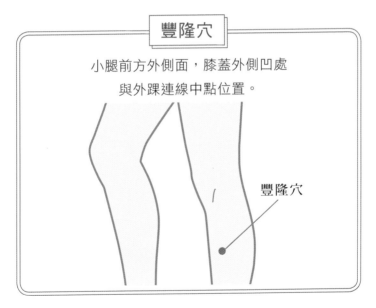

兒童防護中醫之道

兒童和成年人不同，他們的發育尚未健全，很多藥材是不能貿然服用的。但偏偏孩子太小還不太懂得保護自己，加上他們在校園中群體接觸、傳染病毒的機率是很高的，那麼，該如何幫孩子做好防護比較好呢？我的建議是每天幫他們準備好喝的防疫茶飲，並且將防疫食譜入菜，再從顧肺的蔬果中選擇孩子愛吃的，接受度高的，把防疫健身默默地落實在孩童的居家生活中，提高孩子的免疫力，家長才能安心讓自己的心肝寶貝去學校學習。

其中對於肺氣虛的兒童來說，更容易受到病毒入侵。這樣的孩子臉色看起來會顯得蒼白，呼吸短促，聲音低而微弱，如果家中的小朋友是這種表現，爸媽就要更注意孩子安全。日後若再爆發較緊張的疫情時刻，建議還是留在家中防疫，減少出入公共場所，降低感染機會。

平日的三餐飲食，家長可以選用豬肚、牛肉、雞肉、紅棗、枸杞、山藥等補氣食材入菜，為孩子體質打底。另外，以下推薦的銀耳雪梨湯養生甜品，也是非常經典的補氣餐點，口感甜甜的又滑順，孩子們的接受度非常高。

銀耳雪梨湯

材料　乾白木耳 20 克、雪梨 200 克、冰糖 30 克、水 1 杯

作法　① 白木耳泡開，洗淨去雜質，撕成小片。

② 雪梨洗淨削皮去核，切成小丁塊。

③ 將①和②的材料放入大碗裡，進電鍋蒸約 1 個小時，即可取出放涼食用。

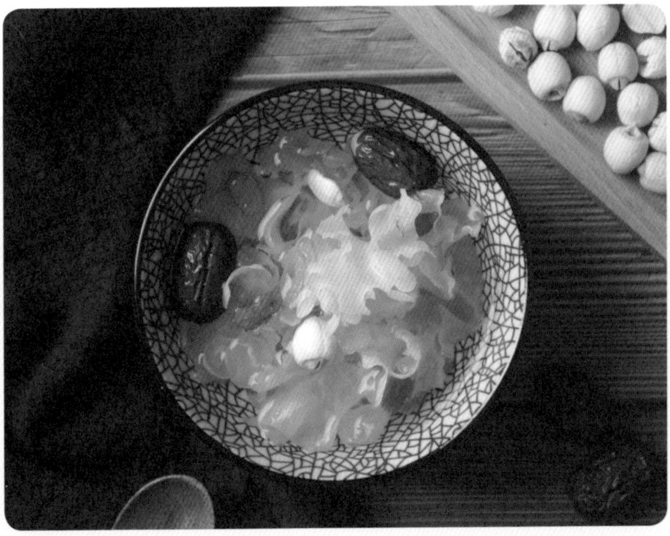

新冠五大治療照護對策

當快篩那個小格子出現兩條紅線的時候，相信大家內心一定是晴天霹靂，大受打擊，開始回想記憶跑馬燈卻百思不得其解，自己究竟是在哪裡染疫的？但隨著確診人數越來越多，以及症狀大多輕微，多數人已經不再視確診染疫為恐怖至極的事，心想反正新冠肺炎遲早要與人類共存，不必太大驚小怪，防疫心態也就慢慢越來越鬆懈。但站在醫生的立場，因為了解這病毒的習性和可能對身體造成的損傷，我還是極力呼籲**能不確診就不要確診，一旦確診更要快速轉陰為宜，你越早將病毒逐出體內，它越不容易在身上留下後遺症**。

一般人討論新冠肺炎都著重在其症狀輕微或嚴重，偏偏這個狡猾病毒不斷變種，難以捉摸，有些無症狀的感染者也不在少數。所以，**要完全以症狀決定治療對策並不能達到百分之百作用**。尤其不能忽視的是，**即使是無症狀患者，體內還是殘留很**

高的病毒量，它們在體內會循著五臟六腑發動攻擊，腦部更是病毒最愛去也最容易攻城掠池之處。

因此，治療新冠患者有個主要重點，便是**及早、快速將病毒含量降低**，才能更有效地防治日後可能發生的新冠後遺症和長新冠症狀。

以下內文所提到的清冠藥物，我會建議未染疫的人稀釋著喝，染疫的人加強喝，讓身體產生對病毒不友善的環境，病毒自然無法停留。至於確診新冠所產生的各種症狀，就交給專業的醫生來診療。另外，居家照護也很重要。正確的居家照護能加強醫療效果，而錯誤的居家照護反而適得其反，傷害健康，不得不特別留意。

一旦罹患新冠肺炎，以下5個治療照護對策十分有效且重要，需要醫病雙方共同協力完成。

Point 1

48小時內投藥

投藥能抑制病毒複製增加，以及深入五臟六腑攻擊。投藥也能把病毒已經造成的症狀畫下停損點，損傷越少，後遺症越不容易發生。

Point 2

補充水分很重要

病毒首先攻擊身體黏膜，所以補充水分相當重要。中醫說的浸液，就是病毒攻擊的重點，主要是身體有分泌物的部位，例如眼睛黏膜、喉嚨黏膜等，會變得又乾又癢。因此患病之後要多補充水分，也可以多食水梨、山藥、白木耳、蓮子。

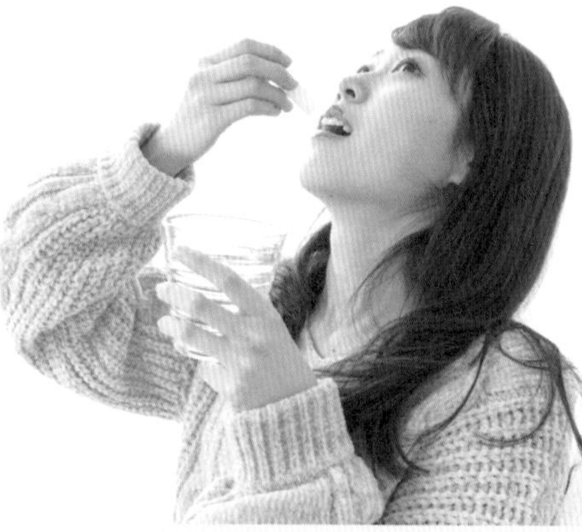

Point 3

著重大腦防禦照護

病毒吃軟不吃硬，愛攻擊大腦更甚於肺部。人體肺部有很強的免疫系統防禦，即使病毒成功攻陷肺部，也是殺敵一百，自損八千。事實上，比起肺部它們更愛攻擊沒什麼防禦能力的大腦，因此，確診者尤其不能忽略腦細胞的照護，應著重給予腦部滋養支援為宜。

Point 4

預防首重呼吸系統保養

新冠病毒會攻擊下呼吸道，因此我們也應該著重保養呼吸系統，用顧肺的香草飲來作為日常茶飲。女孩們喜歡的香草如

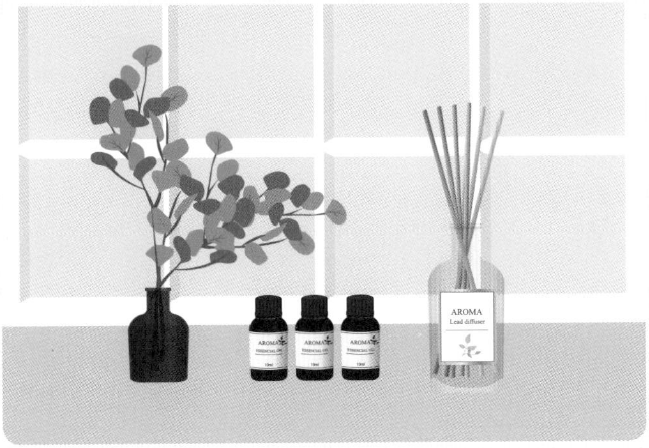

薄荷、百里香、尤加利等，都很適合用來保養呼吸系統，可以浸泡做成茶飲，也可以使用精油薰香來養護。這些迷人的香草皆具有天然殺菌功效。

Point 5

精油、酒精不離身

為自己創造病毒很難生存的環境，除了從飲食著手，也能靠抗菌法寶來達成。酒精和精油是防疫的好朋友，即便已經確診過的人也應該要準備，照樣奉行防疫守則，才能及早驅逐病毒這個不速之客。

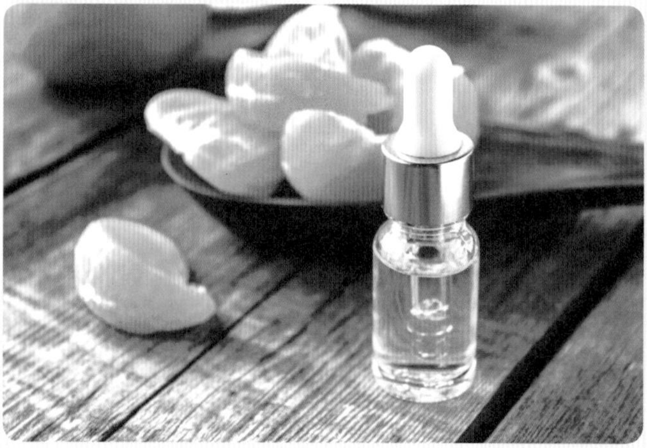

認識典型新冠

喉痛像火灼燒

從一開始的武漢病毒株、Delta病毒株，再到Omicron病毒株及其後續不斷延伸分支的家族，**「喉嚨痛」都是多數新冠肺炎患者一定會出現的症狀**。因為當病毒侵入體內之後，第一個攻擊的就是上呼吸道。根據病患形容，這種喉嚨痛就像是被火燒，或是很像被針刺的感覺，只要乾咳幾下，感覺喉嚨就像被刀割般疼痛。

出現這種症狀時，家中如果有白蘿蔔和麥芽糖，可以將白蘿蔔削成薄片，再澆淋上麥芽糖靜置，待生出水分，飲用其湯汁，可快速改善喉嚨痛症狀。另外，隨身準備一些市售喉糖，喉嚨疼痛時口含也有很好的潤喉緩解效果。

飲 白蘿蔔＋麥芽糖

Tips 「清冠五大金剛」可治療喉嚨痛

除了清冠一號，其實還有「清冠五大金剛」可以用來治療喉嚨痛。疫情波段性爆發，坊間就會因為新聞報導而出現藥品搶購潮。除了現在夯到缺貨的普拿疼退燒劑，在疫情大爆發前期，清冠一號也出現過被搶購一空、無藥可買的空窗期。面對這樣的情況，病患還是要主動尋求其他對策來改善自己的不舒服症狀，不要放任疼痛不管。假如真的沒有清冠一號來治療刀割般的喉嚨痛，可以採用清冠五大金剛治療，分別是：魚腥草、連翹、板藍根、黃芩、紫蘇葉。到中藥行購買，使用時各取 10 克，加 1000CC 的水濃煎飲用即可。不僅可以快速改善喉嚨痛症狀，也能很快降低病毒含量。

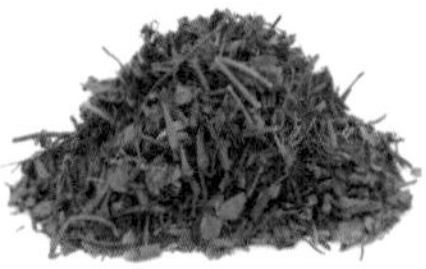
魚腥草

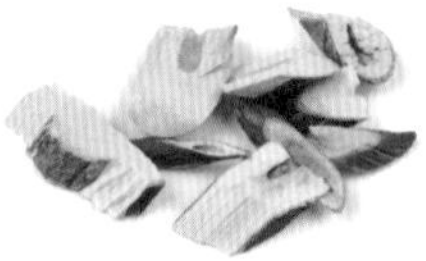
板藍根

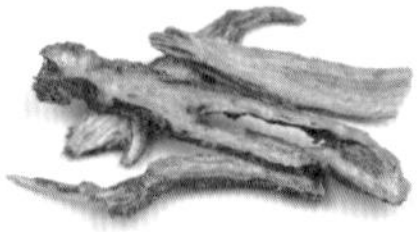
黃芩

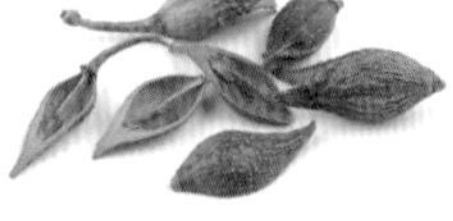
連翹

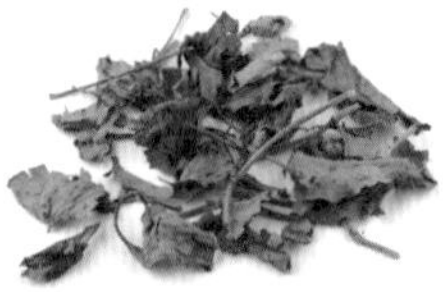
紫蘇葉

心跳加快

居家照護時首重心跳和血氧的檢測。有些確診者本身是沒有症狀的，也沒有出現發燒，但心跳卻快到1分鐘100多下，這種情況就要緊急就醫。我自己在幫病患遠距看診的時候，都會要求病人每天通報**心跳和血液濃度**，**這兩個數值比起有沒有咳嗽發燒更重要**。根據我在臨床上所觀察到的案例，多數病患的頭痛現象會在服藥後兩到三天好轉，發燒也多在兩天之內退燒，至於嚴重咳嗽和胸痛的人，最多五天也會得到緩解，然而許多病人卻突然轉重症，通常都是前期無明顯症狀，卻已經心跳加快了好幾天，沒有去察覺該就醫所導致。

心跳加快時，有時候會伴隨心悸或血壓升高，以及出現頭暈的現象。因此新冠確診者居家照護若有頭暈或心悸症狀，一定要趕快去測量心跳，萬一數值高於90，甚至到達100，一定要趕快就醫，千萬不能大意輕忽！

用監測心跳和血氧

腦霧

腦霧是一旦確診新冠之後就會出現的症狀，不幸的話，還可能會延續到新冠後遺症以及長新冠。前文有提到過，新冠病毒要攻擊腦部比較容易，當腦部細胞受損時，就會呈現腦霧症狀。我的清冠加減方會加入紅景天對腦部細胞進行修復，防止腦傷、血管退化，保護血管腦細胞，可預防染疫後產生腦霧的症狀。

用 紅景天

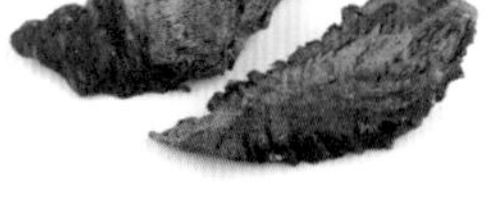

紅景天

發燒發炎

石膏可以解熱退燒，降低體內病毒含量，而紫蘇也有很好的抗病毒作用。尤其紫蘇葉是我特別推薦的抗病毒藥草，它和一般消炎解熱中藥的不同之處，在於它不會因解熱讓身體變得

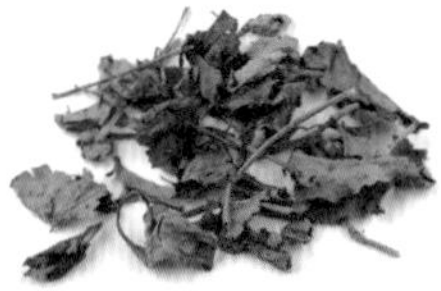

紫蘇葉

寒涼。另外，連翹也是我們常使用的消炎藥。石膏、紫蘇葉和連翹主要的作用都是在降低體內的病毒量，使確診病人盡快陽轉陰。

用 石膏、紫蘇葉、連翹

血氧降低

無症狀患者很容易忽略血氧率的問題，因為患者不會有不舒服的症狀，但真正重要的就是血氧，血氧率萬萬不能掉到平均值以下。而預防血氧降低，我會使用可以保護肺部支氣管的桔梗，將其用在清冠加減方裡面，收到不錯的功效。

用 桔梗

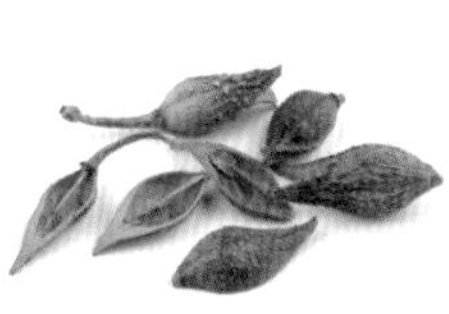

連翹

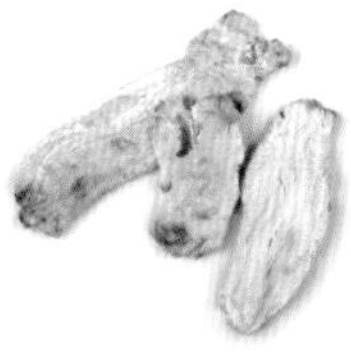

桔梗

眼睛結膜發炎

新冠確診病患的身體黏膜會受到損傷，其中11%的患者眼睛分泌物會變得比較稀薄，眼睛感覺乾癢，嚴重時甚至引發結膜發炎。不過新冠肺炎所引起的眼睛結膜發炎相對比較好處理，只要點眼藥水其實就可以舒緩症狀。

消炎茶飲對於這類的眼睛結膜發炎是很有幫助的。使用的材料包括菊花和桑葉。菊花能清熱解毒，桑葉能夠潤肺清熱，兩者都有助改善新冠肺炎引發的頭痛和口乾舌燥。除此之外，能夠改善眼睛乾澀的食物還包括淮山、枸杞子和決明子。

用 菊花、桑葉、淮山、枸杞子、決明子

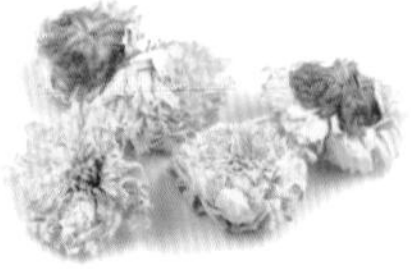
菊花

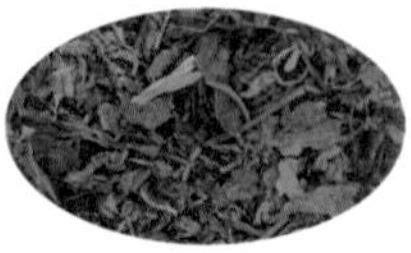
桑葉

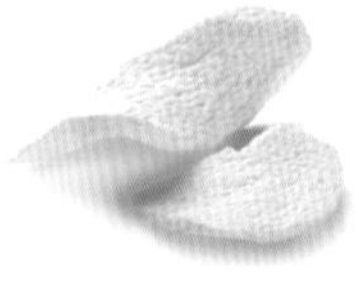
淮山

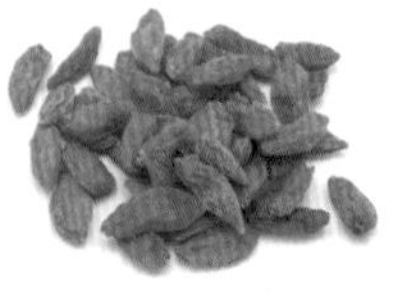
枸杞子

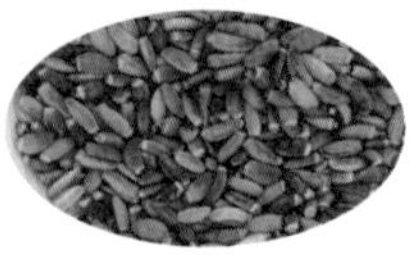
決明子

頭痛

頭痛是在確診新冠之後很常見的症狀。這種頭痛有別於一般偏頭痛，感覺頭部像是針在刺。中醫認為這類型頭痛是因為血瘀所引起，可以從血栓下手治療；但如果是腫脹的疼痛就是氣滯，兩者病因不同。

針對頭痛的部分，居家照護可以用按摩穴位的方式改善，包括風池穴、百會穴、率谷穴和太陽穴。按壓風池穴除了可以改善頭痛之外，也可以舒緩眼睛疲勞；百會穴則能改善身體諸多不適。

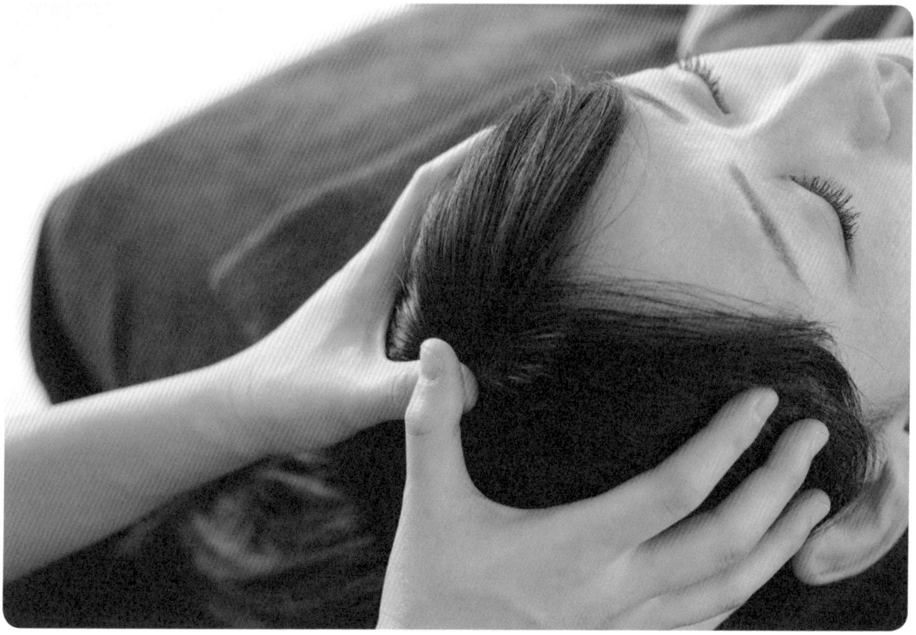

按摩穴位要刺激到穴位點才有效，因此應以中指的指關節第二節關節處頂住穴位旋轉揉按，讓它達到針灸的效果。

雖然新冠確診的諸多頭痛症狀可以利用按壓穴位方式得到緩解，但若有嚴重頭痛也需要特別留意是否有可能為蜘蛛膜下出血的問題。這是致死率高達10%～20%的症狀，痛感比新冠確診還要疼痛許多，同時會出現全身無力，說不出話來，視覺茫茫然等症狀。遇到這種情形，就不能夠怠慢，應該要立即就醫。

我常常提醒我的患者和朋友，新冠肺炎的症狀難以捉摸，有些會嚴重到影響正常生活，有些卻好像沒什麼感覺，但其實無論是哪一種新冠病毒，只要快篩陽，就表示病毒已經入侵身體，身體的免疫系統已經開始運作了。而當免疫系統啟動對抗病毒的時候，首當其衝的就會傷害腦細胞，而且傷害的時間會長達一年以上。要防止這種夜長夢多的後遺症，就應該在病毒一入侵身體的時候，立刻就醫投藥，抑制體內病毒量。

按 風池穴、百會穴、率谷穴、太陽穴

率谷穴

在耳尖直上 1 吋半（約兩指）位置。

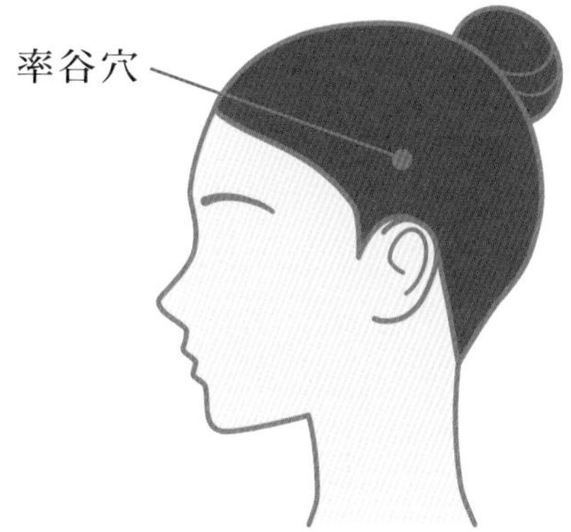

太陽穴

在眉毛眉棱骨末端往後 1 吋處（約一指寬）位置。

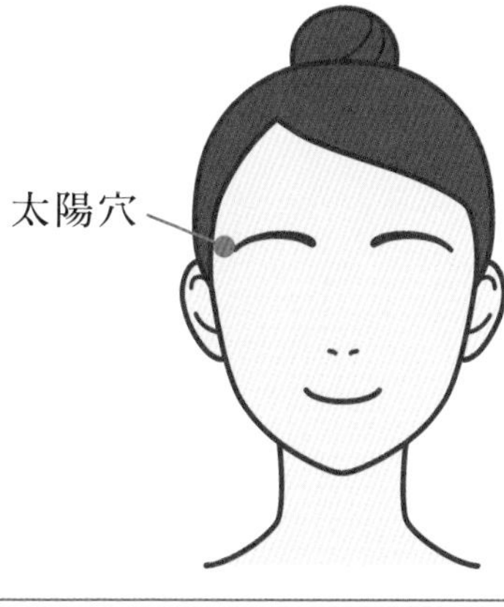

風池穴

頭後方兩側斜方肌旁凹陷處。

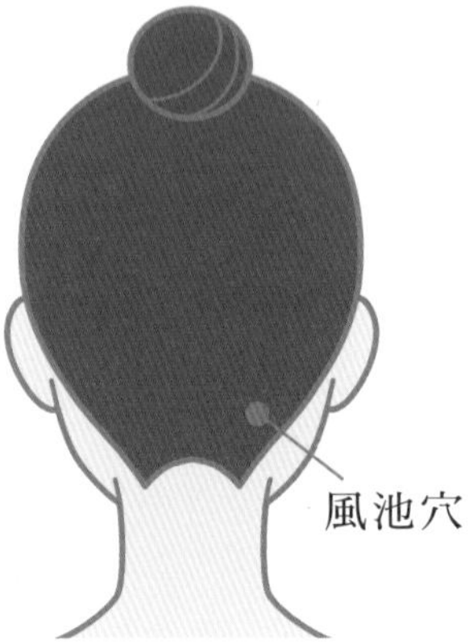

百會穴

位在頭頂的正中央，也稱諸陽之會。

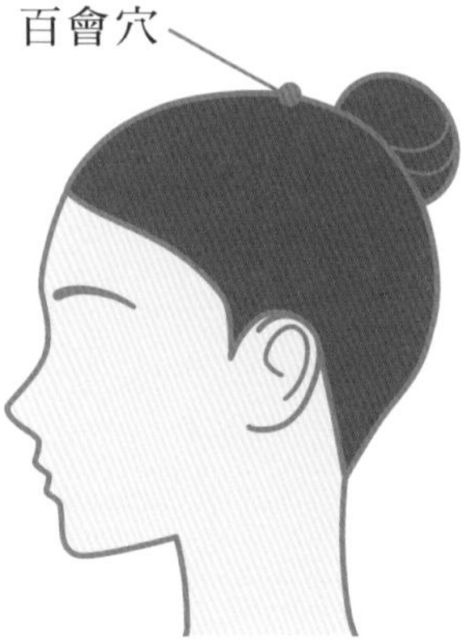

認知功能下降

所謂認知功能下降，指的就是腦霧症狀的其中一種。腦霧問題有些在確診時就會發生，有些則是在後遺症和長新冠時才會出現。更有研究直指，罹患新冠肺炎後智商會直接減少10分，還有專家在研究這些受損腦細胞所導致的智商損害，需要多久時間才能彌補回來。目前為止，這些狀況因人而異，沒有標準答案。不是每一個人都會有認知功能下降的問題，即便有症狀出現，有些人幾個星期就恢復正常，但我也有病患花了好幾個月時間，才緩慢地進步。

新聞事件裡也可以看到有些人因為罹患新冠肺炎後，腦部大為損傷、注意力不能集中，甚至無法達到原本工作內容的要求，導致被公司資遣，其實影響力不容小覷。倘若出現認知功能下降的問題，可以用天麻、山藥、肉蓯蓉、薄荷等中藥材來做食療改善。

用 天麻、山藥、肉蓯蓉、薄荷

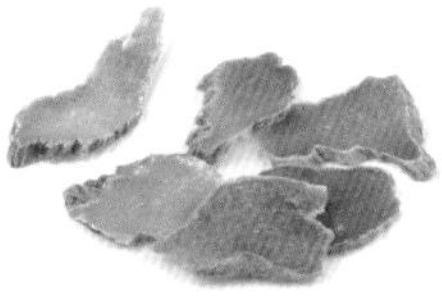
天麻

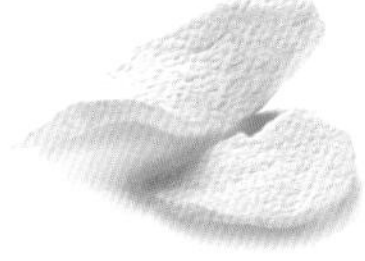
山藥

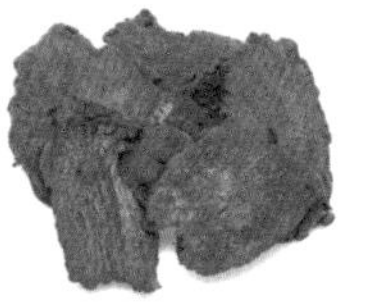
肉蓯蓉

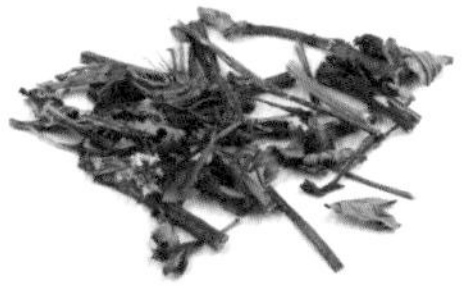
薄荷

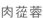

疲倦無力

BA.4或BA.5病毒的常見症狀就是疲倦無力，而且這種疲倦感好像是跑完一場馬拉松那樣精疲力竭。這個症狀只要是新冠確診都會有，只是在BA.4或BA.5病毒株時特別明顯。這種疲倦無力感具體表現會有怎麼睡都睡不飽，以及感覺胸悶吸不到氣的情況。臨床上診斷，這類病患多是「肺胃陰虛」或「氣陰兩虛」兩種。

食療的部分我們會使用桑葚、銀耳、百合、西洋參入菜或飲用；體質調整的方向則是提高體內含氧量，幫助恢復充沛體力與活力。另外，用黃耆與枸杞子加水煎煮，也可以有補氣養陰效果，改善疲憊症狀。

用 桑葚、銀耳、百合、西洋參、黃耆、枸杞子

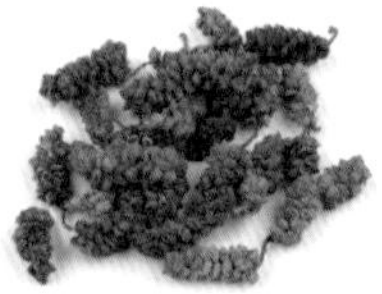

桑葚

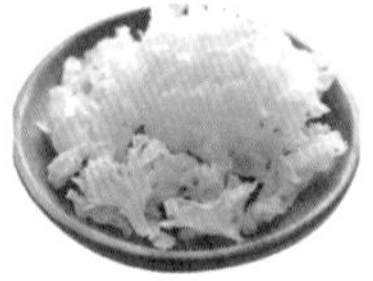

銀耳

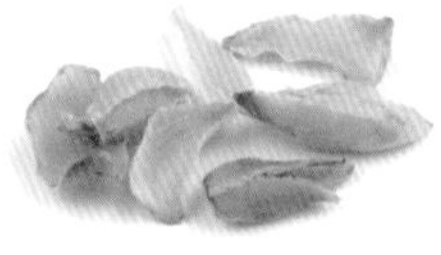

百合

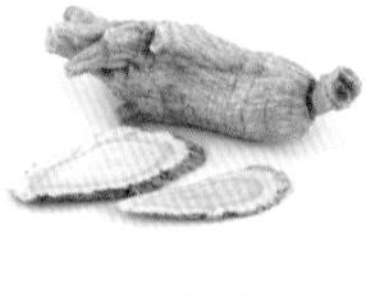

西洋參

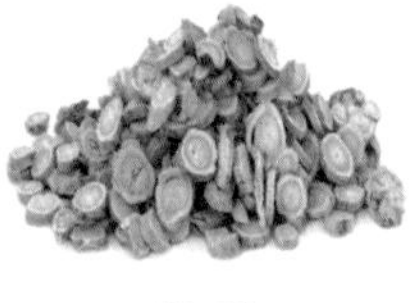

黃耆

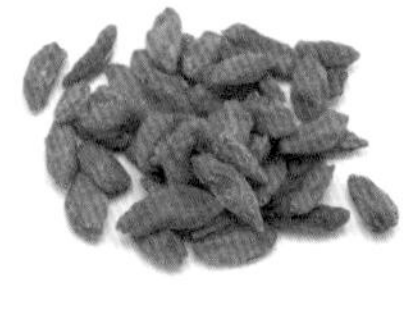

枸杞子

咳嗽

咳嗽是新冠肺炎最典型的症狀。輕微地是喉嚨乾癢，嚴重地則會狂咳不停，這是病毒進攻下呼吸道時所引起的反應。中藥有許多治療咳嗽的藥方，其中很適合日常食療的是百合銀耳蓮子湯，可以養陰潤肺，緩解咳嗽。

除了食療之外，芳療對於改善咳嗽也非常有效。選擇使用薄荷、薰衣草、茶樹、尤加利、佛手柑、雪松、安息香、綠花白千層精油，滴數滴加入溫熱水中，靠近鼻息呼吸，攝入呼吸道的精油物質可改善咳嗽症狀。

用 百合銀耳蓮子湯、薄荷、薰衣草、茶樹、尤加利、佛手柑、雪松、安息香、綠花白千層

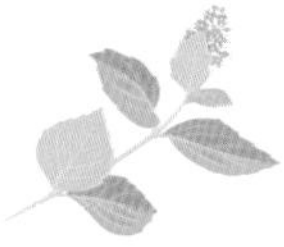
薄荷

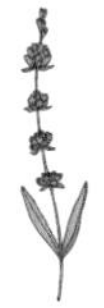
薰衣草

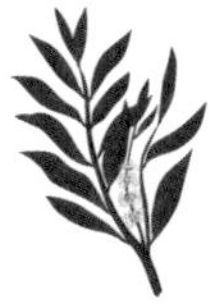
茶樹

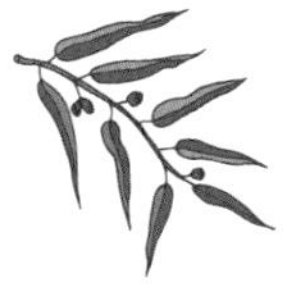
尤加利

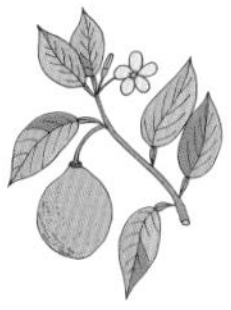
佛手柑

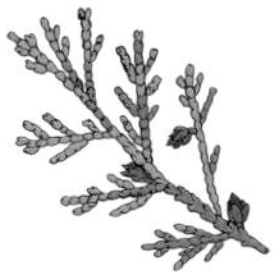
雪松

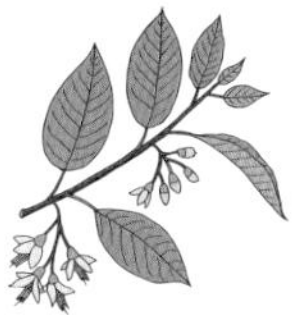
安息香

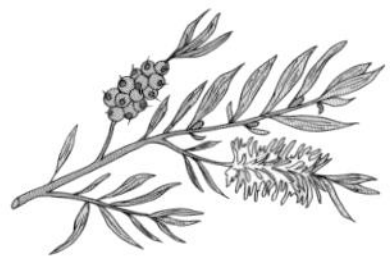
綠花白千層

發燒

Omicron病毒株不一定會讓人發燒，但是BA.4或BA.5和Delta病毒株就比較會出現發燒症狀。發燒是很困擾的問題，因為身體體溫太高，全身的器官都會受不了，尤其腦部首當其衝。因此新冠確診後第一個要打的仗就是退燒。退燒可以服用一般退燒藥，但是退燒藥吃下後，燒退之後可能還會持續再燒，這中間完全不能大意，必須每個小時量測體溫控制。退燒工作做得好，新冠後遺症的煩惱才會少。

假如有吃退燒西藥如普拿疼等等，可以和中藥清冠一號間隔30分鐘再吃。兩者都能有效退燒，差異在於中藥退燒後體溫較不容易再上升，溫度來來回回。而除了清冠一號之外，桂枝、麻黃、石膏都是很好的退燒藥材，能夠調節身體溫度和發汗。但要特別注意的是，退燒類藥材多數會使身體變寒涼，吃多了對腸胃消化不好，出現腹瀉或是冷咳，可搭配生薑紅茶茶湯飲用來扶正。

另外，也可以加入按壓穴道來輔助退燒；魚際穴、曲池穴、合谷穴、足三里穴都是幫助退燒的穴位。

用 普拿疼、清冠一號、桂枝、麻黃、石膏

按 魚際穴、曲池穴、合谷穴、足三里穴

魚際穴

位於手掌大拇指根部與手腕中間點、肌肉隆起處。

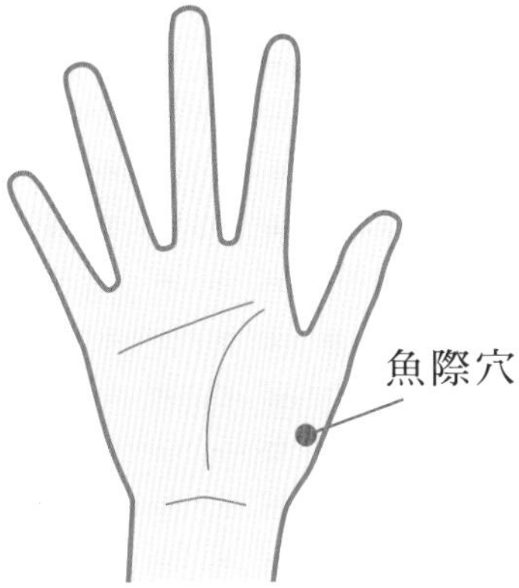

曲池穴

位於手腕彎起，外側凹陷處。

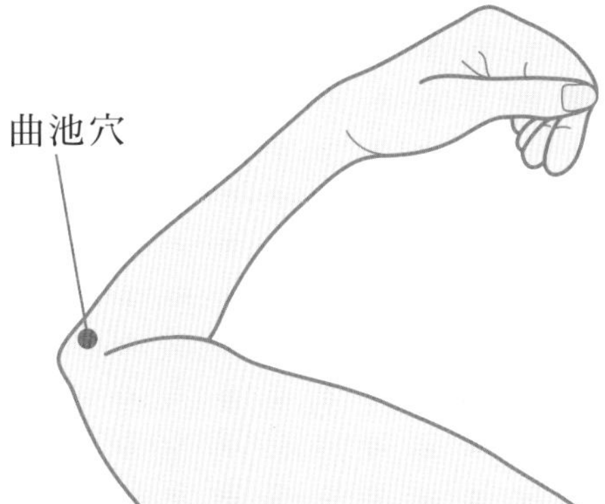

合谷穴

手掌拇指、食指合攏，在肌肉的最高處位置按壓。

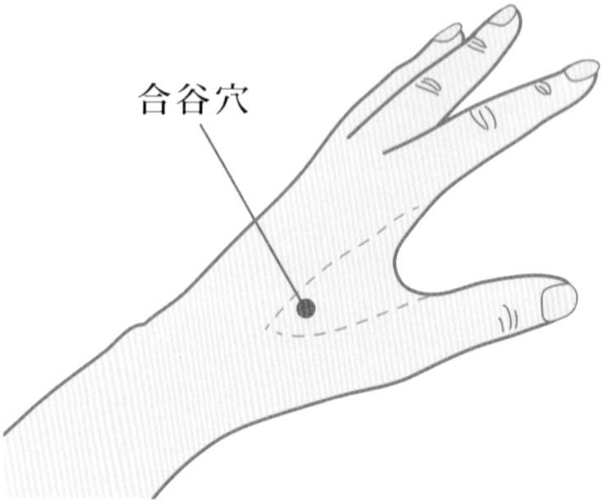

足三里穴

小腿前方外側面，膝蓋下方四指幅位置。

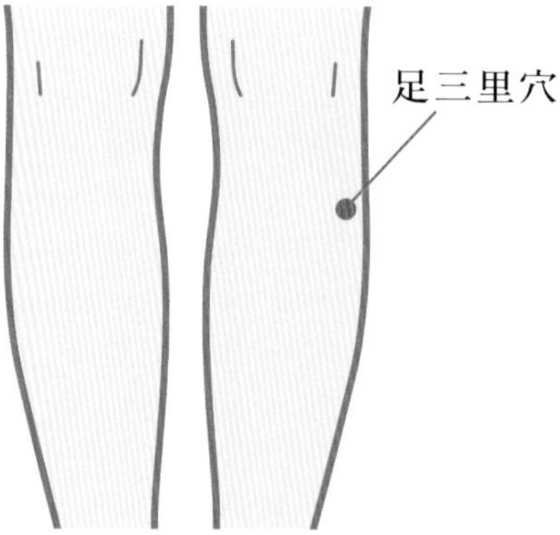

腹瀉

西醫治療新冠肺炎常使用消炎藥來緩解發炎和疼痛症狀。但是一般消炎藥容易使腸胃寒冷、脾胃弱，因此平時可以煮四神粥來滋補，調養這種腹瀉。

四神粥煮法是以淮山、蓮子、芡實與茯苓（也可用薏仁取代茯苓）各藥材等分量，加水煮成粥；常食用有利健脾胃、顧腎補肺、養心安神，並且增強免疫。

食 淮山、蓮子、芡實、茯苓、薏仁

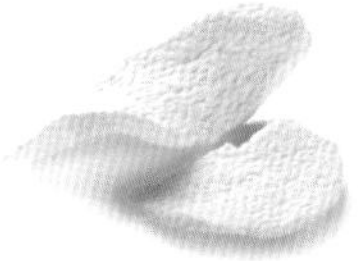

淮山

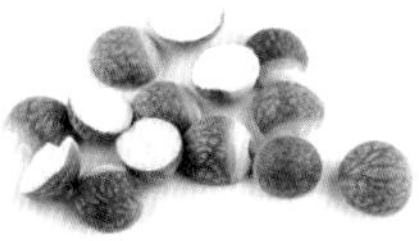

芡實

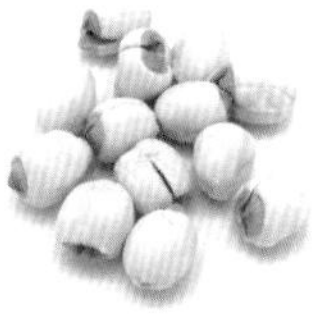

蓮子

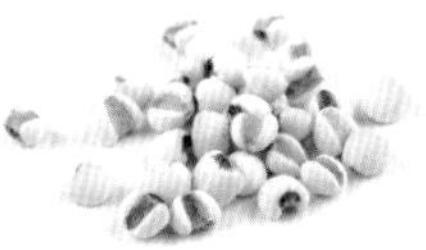

薏仁

茯苓

喉嚨乾聲音沙啞

以感染Omicron病毒來說，咳嗽主要是以乾咳居多。而且除了乾咳之外，我遇過的病人中有30%都會伴隨乾眼症後遺症，甚至症狀持續一至兩年時間。

因此，我特地設計了「膨潤有聲茶」來治療這類的新冠病人。其中的玉竹、百合具有滋潤、安心神及幫助放鬆的效果；而蘋果、銀耳、西瓜翠衣也有滋潤的作用。西瓜翠衣可以幫助身體「熱隨水出，熱隨尿出」，不但能夠解熱消炎，還可以有效的舒緩咳嗽及改善代謝。

飲　玉竹、百合、蘋果、銀耳、西瓜翠衣

膨潤有聲茶

材料

玉竹10克、百合10克、銀耳50克、蘋果適量、西瓜翠衣適量、水1200 CC

作法

將上述材料放入鍋中熬煮1個小時即可飲用。

掉髮

我有一個年輕女病患原本毛髮濃密，毛囊也非常健康，結果確診之後髮量整整掉了三分之一，兩側的頭髮幾乎遮蓋不住頭皮。這位女病患在我面前抓頭髮一把就是十幾根落髮，於是我用一些補氣血的藥材如首烏、菟絲子、女貞子，加上滋陰養血的熟地、麥冬、當歸等來幫她慢慢調理，最後改善了嚴重掉髮問題。

因確診而開始的掉髮症狀應該要及早來治療，效果會更好。但是很多人不知道自己開始掉髮；正常來說，我們每天早上梳好頭髮之後，肩膀上是不會再留有任何毛髮的。如果早上走進辦公室，同事告訴你說肩膀上有幾根頭髮，那就表示你已經在落髮了。

所幸掉髮的問題不難改善，平常生活中有許多料理都能夠養氣顧髮，以下兩道食譜推薦給大家做看看。

食 菠菜豬肝湯、生蚵煎蛋

菠菜豬肝湯

材料

豬肝 200 克、菠菜 100 克、薑少許、米酒少許、水 400CC

作法

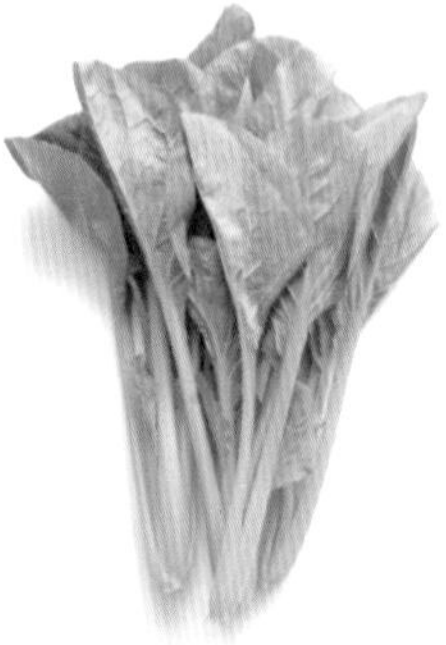

① 熱鍋，放少許油先煸薑。

② 在鍋中放入切好的豬肝，快速炒至變色。

③ 在作法②加入米酒。

④ 在作法③加入菠菜炒熱，再加水煮至水滾，調味後即可食用。

生蚵煎蛋

材料

牡蠣 150 克、蛋 1 顆、米酒少許、醬油少許、鹽少許、橄欖油 1 大匙

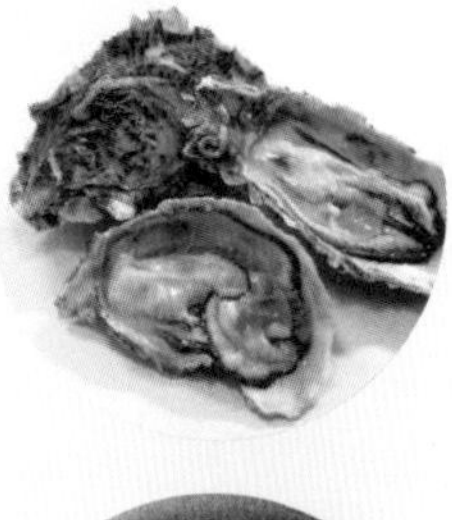

作法

① 鍋中放入橄欖油加熱。

② 熱油之後加入牡蠣快炒。

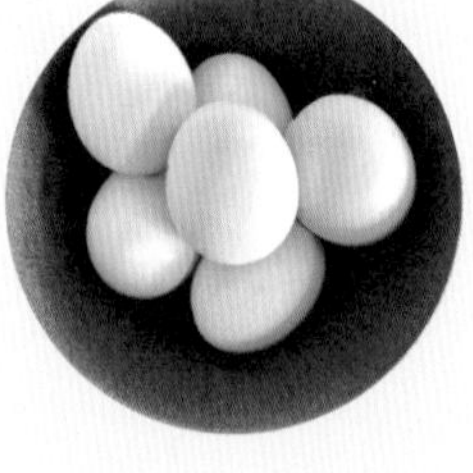

③ 在作法②中加入米酒、醬油和鹽巴。

④ 在作法③中倒入打好的蛋汁，待蛋凝固即可起鍋盛盤。

久咳不癒

確診之後的咳嗽真的讓人很困擾。民間有一句話叫做：「醫生怕治療咳嗽」，就是因為咳嗽症狀停停走走，好轉之後又會復發，很難辨識是否真的痊癒。

面對久咳不癒症狀，中醫裡有一個最有名的顧肺藥帖叫「百合固金湯」。以百合20公克、白果20公克、杏仁20公克，加入白米煮粥，再加入一點冰糖，可以作為久咳不癒者的食補，效用極佳。

食 百合固金湯

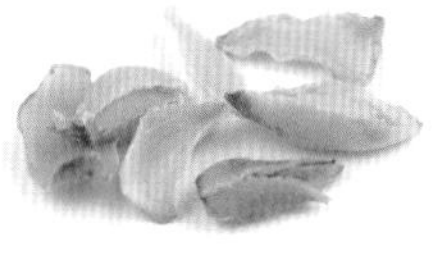

百合

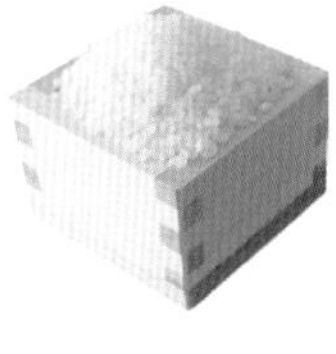

白米

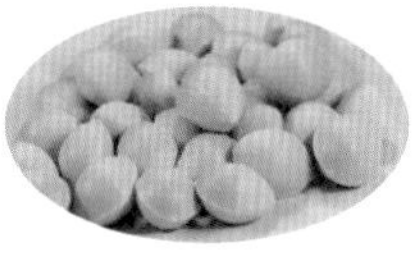

白果

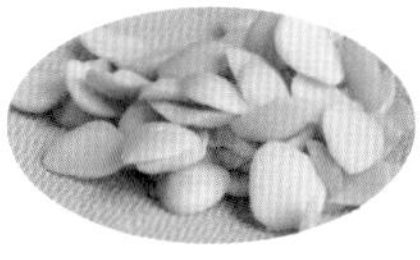

杏仁

新冠白髮

新冠肺炎的病患會因為確診和隔離壓力而掉髮，但有一些人沒有掉髮，卻是出現了白頭髮。這種情況會出現在心理壓力較大的時候，尤其去年母親節前後新冠肺炎大爆發時期，人人自危，擔心染疫又擔心傳染給家人，這些病人就很容易出現新冠壓力。

我的診間也曾有一位重症確診者，在感染後立刻住院治療，結果短短4天內就出現了落髮及白髮現象，原因可能是她心心念念著家裡的孩子和老公，形成了所謂的「新冠壓力」。這名確診病患住院10天，出院後長出的頭髮仍是白的，一直調理了8個月之後，才慢慢長出黑頭髮。

除了新冠壓力白髮，我們也可以從病人長出白頭髮的位置，來了解其健康問題所在。

❶兩側鬢角白髮

如果白頭髮是長在兩側鬢角位置，那就代表病人壓力大，肝火旺盛、氣血不足，需要適當抒解壓力及改善作息來調整。

❷頭頂、後腦勺白髮

如果白頭髮長在頭頂和後腦，即是因為過度勞累、情緒緊張，導致腎氣虛弱，需要從補腎氣來調理。

❸前額白髮

如果白頭髮是集中在前額，那就是脾胃失調，應該要改善飲食習慣。用餐習慣可以定時定量，並且記得一定要細嚼慢嚥，讓脾胃的消化吸收功能正常。

中醫觀點認為，「腎藏精，腎其華在髮」，腎主精氣、氣血的分化。若想要有烏黑的頭髮，針對養腎來調理是首要。「烏髮養生茶」是一款改善白髮效果良好的茶飲，其中的肉蓯蓉、黃精可以補氣、補血，而紅棗、玫瑰花則有助於改善憂鬱煩躁的心緒；側柏葉能刺激黑色素、促進生長黑髮。

飲 烏髮養生茶

烏髮養生茶

材料

側柏葉 5 克、黃精 5 克、肉蓯蓉 5 克、玫瑰花 5 朵、紅棗 5 顆、水 1000CC

作法

將上述材料放入鍋子裡熬煮 1 個小時即可飲用。

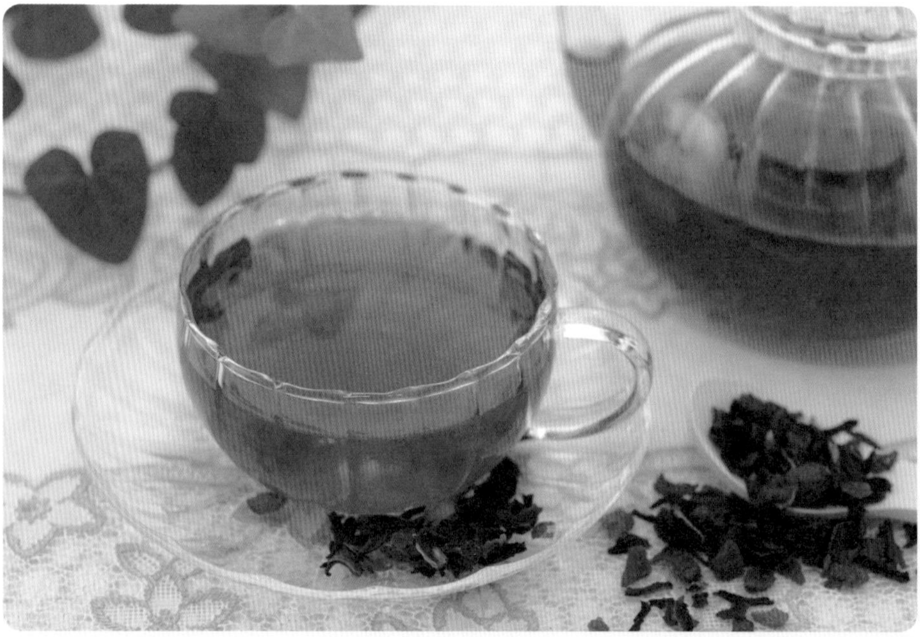

新冠確診居家強身對策

確診者居家休養期間，可以做的事情除了好好吃和好好休息睡覺，養足精神體力對抗病毒之外，還可以更進一步藉由老祖宗流傳下來的養生觀念，調整身體免疫力。

除濕曬背，增強抵抗力

什麼是一週時間可以做到、排濕氣最快又不花錢的方法？那就是曬背法。陽光能提供維持生命所需的各種元素，當然不能浪費了這份大自然的禮物。

早上10點至下午2點的陽光，是體內生成維生素D的最佳製作時間。維生素D能夠與體內的ACE2（血管收縮素轉換酶）結合，阻止病毒入侵。由於病毒也會循著人體內的ACE2結合，因此我們要藉由曬太陽或攝取維生素D，將病毒侵入體內的位置先佔據起來。這招曬背除濕法除了可預防病毒，若萬一病毒真的入侵，對身體健康影響也不至於過大。

吃太多新冠肺炎藥物導致脾胃濕氣、消化不良的病人，可以用曬背法來排除體內濕氣，同時增補陽氣，強化免疫保護。照曬背部器官脾肺腎俞，可使臟腑裏外氣血暢旺。

需要排寒除濕的新冠確診者，也可以多加利用「以熱養熱」的三伏天養生法，在6－8月期間挑選三天進行曬背。讓身體微微出汗再沖澡，喝熱飲、吹吹自然風，勞動伸展筋骨。這是新冠病人居家養護健康最方便且安全的活動。不僅中醫如此，國外也有所謂的「Dog Days」，在每年7－8月中旬天狼星運行至特定周期，吃解暑解心煩的莓果、蔬菜類來避暑避病的傳統。

三伏天陽光養生法加強區域：

① 曬頭頂百會穴：

讓所有陽氣匯聚到腦部。

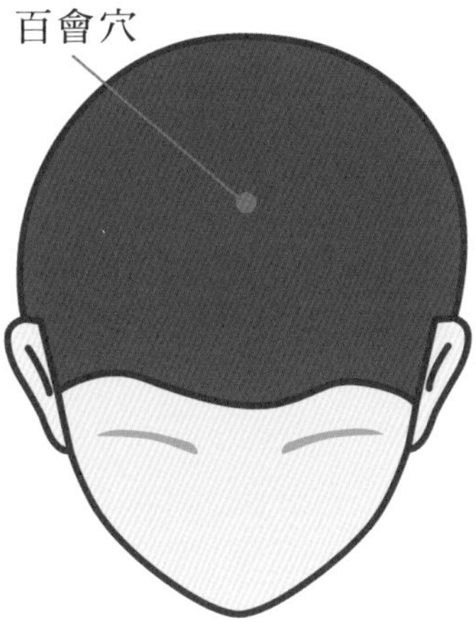

② 曬背：

拱腰頭向前，背部朝著太陽光。

③ 曬腳關節：

寒從足心起，加強此部位可以排寒。

④ 曬手心：

勞宮穴通心陽脈，加強暖身除濕。

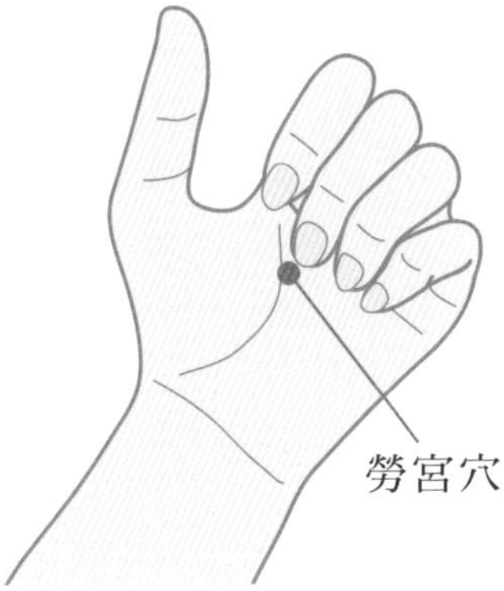

曬完太陽可以沖澡喝點溫熱水，讓身心舒爽不水腫。曬背 7 天，可以改善長時間待在冷氣房會手腳冰冷的症狀。

新冠病人不可劇烈運動

有些確診病人生病前每天有上健身房運動的習慣，精實好身材總讓人羨慕又嫉妒。確診新冠之後，仗著自己體魄健康底子好，不適當休息就馬上恢復健身運動、玩鐵人三項、跑馬拉松，雖然這樣的運動意志力相當感人，但看在我眼裡卻是心驚膽跳，不禁替他們捏了一把冷汗。

運動對健康有幫助這個硬道理，在新冠確診者身上卻不一定成立。

很多新冠確診病患覺得要早點開始運動恢復體力，但許多數據和案例都告訴我們，這會適得其反。根據香港中文大學研究顯示，新冠病患當中有些人是輕症，剛燒退後自覺體力很好，沒什麼不適就跑去運動，結果非但沒有痊癒，這時候的劇烈運動反而使體內病毒量上升，而且容易再度發燒。

強度運動過早開始，病毒量不但不減反增，免疫力反倒會開始下降。這也是為什麼有些病患雖然沒出現什麼症狀，去跑步卻會突然昏倒的原因。這狀況絕對不是突然，而是體內病毒複製增加，攻擊力變強的緣故。因此，修復期間就請好好休養，不要做劇烈運動才是正確之道。

休養期間心理安頓好，身體才能跟著安好

我自己因為受邀參加幾次聚會，一時大意也染疫了。當時第一時間內心憂喜參半，憂心的是知道病毒對身體帶來的傷害，但開心的是平日工作量繁重的我，終於可以趁此機會休假、休養，成全了我兩年多來心心念念的夢想。不過，染疫之後我身邊的親朋好友都在等著瞧，好奇我這樣一個愛趴趴走又愛吃美食的人該怎麼度過不算短的隔離期？

結果我真的是太自得其樂了，平常的問診工作加上偶爾需要上媒體分享醫藥資訊，總是得說大量的話且速度又快，剛好有了這個「意外假期」可以睡到飽，讓嗓子好好休養休息；加上按一按手機就可以搞定工作和關係交際，轉念想想，這種感覺真的是太棒了。於是，我藉著這個染疫隔離大假，和老朋友用手機軟體重新聯繫敘舊，為自己的社交生活補血。睡醒看書、吃點營養的食物補充體力，回覆工作e-mail再休息小憩；心有餘力時，還能彈彈琴陶冶心情，轉眼一天過去，每天都覺得相當充實且愜意。

心情上的轉變，對身體的康復影響實在是太重要了。如果都已經染疫不舒服了，還在那邊怪東怪西怨天尤人，一下擔心新冠後遺症，一下擔心傳染給家人，在高壓壟罩的狀態下度日如年，本來只是PCR陽性還沒什麼症狀，最後搞得氣滯血淤、心血管壓力上升，那豈不是雪上加霜？

我相信不少人跟我一樣，一年到頭很難得有時間獨處，時間總被工作、老公、小孩、男友、家人佔據，為了生活瑣事忙得團團轉，很少有自己的時間可以停下來喘息。所以，既然你都已經

疫苗打好打滿，平常也有認真做防疫卻還「中獎」，那就當老天放你一個大假，要你好好休息吧！

相信我，**內心安定身體才會健康的心態非常重要**。

我有患者在確診後，把家人當外送平台點餐，從早餐到宵夜不停指名吃這個吃那個，還一堆規定要加蔥不加蒜、要加辣椒不加醋、手搖飲少冰八分糖……身邊的人疲於奔命，她竟然還哀怨委屈、自艾自憐不能出去玩、不能去聚會歡唱。甚至還有病患離解隔還差兩天，就忍不住帶孩子去綠島潛水，結果那一團旅遊的人染疫中獎機率又高達九成……。

以上的負面案例對於身體康復絕對都沒有幫助。病毒既然已經兵臨城下，我們能做的解決方案就是打疫苗、吃藥、好好休養，用正確的方式加好的心態調整，一起從具有高傳染力、嚴重程度不一的呼吸道症狀，以及難纏後遺症的疫情中康復。

千萬不要做哀怨的確診者。心理健康在病毒時代是很重要的一項功課，才能與病毒共存而不淪陷。

認識新冠後遺症

根據統計數據顯示，感染新冠肺炎的病患大約有15%～20%會有持續性後遺症。尤其是罹患新冠肺炎時期症狀越嚴重的病人，或者年長者、體重過重的人，都是容易留下後遺症的族群，其中女性比例又高於男性。

新冠陽轉陰後所留下的後遺症，不同於長新冠。而**後遺症發生的時間點為新冠陽轉陰後**，**進入長新冠之前**，**持續期間大約是兩個月**。後遺症不一定每個人都有，有些人陽轉陰之後就真的完全康復，一樣跑趴玩樂、一樣上健身房運動，不管實際上身體狀況如何，看起來都像是沒事的人。但有些人運氣就比較不好，**陽轉陰之後開始出現頭痛**、**皮膚疹**等等各種新冠後遺症的問題。不過，如果有後遺症也不用太緊張，只要耐心就醫吃藥，好好休養生息，避免再進入長新冠延長賽，多數症狀都能痊癒。

要特別注意的是，別以為重症才會有「腦霧」後遺症，事實上許多輕症患者以為Omicron就像流感或一般感冒，順其自然就會好，所以染疫的時候並沒有積極治療，例如服用抗病毒藥物或清冠一號，結果讓病毒攻進身體各器官，伺機而動。

在我的病患中，就有過這樣的案例。患者經過治療後慢慢恢復健康，也順利陽轉陰解隔離，但隔了1－2週後，竟開始出現頭暈、胸悶、記憶力變差等症狀，比確診時狀況更差，這就是表示已經出現後遺症了！若有發現這種情形千萬不要拖延，要趕緊就醫，如果能**在1－3個月內調養好身體，就能避免病況惡化成慢性疾病**。

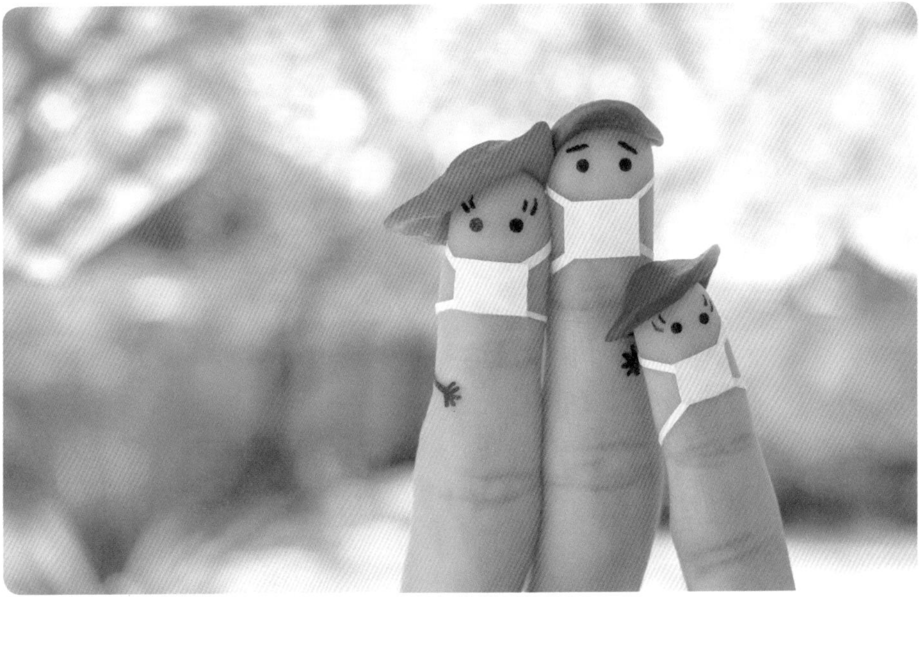

為什麼會有新冠後遺症？

為什麼明明沒有確診症狀了，也已經快篩陰性，卻還是有後遺症出現呢？這是因為病毒實際上尚未清除澈底，只是隱藏在身體黏膜或血管內皮細胞這些不容易被檢查出來的地方，伺機而動。

中醫稱此為「邪伏膜原」；而且病毒很聰明，它們會躲藏和攻擊的地方，就是病人未確診前身體較弱的部分。例如確診前腸胃較弱，新冠後遺症就會主攻腸胃；確診前腦部比較弱，新冠後遺症就會主攻頭部。而且新冠肺炎痊癒之後，身體已經是病毒和免疫系統大戰一場後千瘡百孔的戰場，虛弱無比，包括免疫系統被打亂、血管阻塞、細胞缺乏動力，在這樣的環境下，無論是外在攻擊或是內部自行崩壞，都會讓身體出現各種疑難雜症。

如何預防後遺症？

新冠肺炎病人痊癒有兩個指標，一個是快篩陰性，一個是確診時的症狀消失，這樣我們可以說是新冠肺炎痊癒。但有一個非常重要的觀念是：**痊癒不代表「很健康」，只是代表「沒症狀」**；試想，實際上身體才剛經歷過一場世紀大戰，怎麼可能「很健康」？因此，我們務必要好好整頓這個虛弱無比、千瘡白孔的戰場，休養生息，才能恢復元氣。

在新冠肺炎痊癒後，我們可以從幾個食補重點來著手。

Point 1
補正氣

病毒感染會讓身體虛弱，可以喝雞湯或是市售的滴雞精，食用豐富胺基酸來恢復元氣。此外，也要攝取具健脾胃功能的四君子湯、排骨湯、牛肉湯等。

Point 2
滋陰生津

病毒會攻擊身體黏膜，而發燒會傷及體內的津液，因此痊癒後的病人身體變得非常乾燥，不僅喉嚨乾，眼睛也會出現乾澀現象。這時可以補充能滋潤身體的食物，例如愛玉、仙草、石花凍，而生地、麥門冬、玉竹則是常使用的藥材。

Point 3
補氣血

新冠後遺症中最常見的就是疲倦無力，這是大病初癒、氣血俱虛的現象。

十全大補或補中益氣湯可以上場展現實力。但是不宜直接買現成中藥包來燉煮，而是要經過藥材調配加減才可以，例如人參要搭配玉竹、西洋參要添加枸杞。生冷的食物要少吃，盡量在1－3個月內把身體能量拉起來，就能夠遏止新冠後遺症，阻斷長新冠。

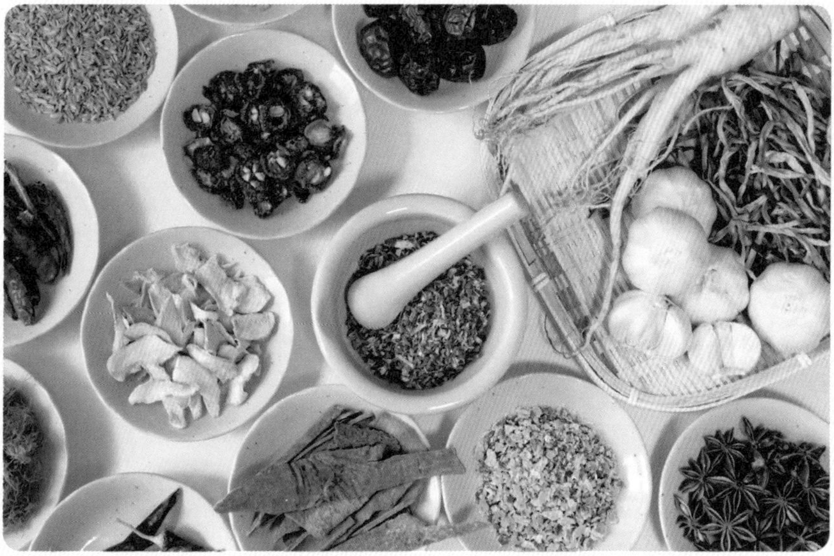

新冠後遺症體質調理

新冠病人痊癒之後產生的相關後遺症，需要依據病人發生症狀的原因來作治療。一般中醫會透過把脈來判斷病人當下體質，給予適合的藥材和穴位針灸輔助。

氣陰兩虛型

新冠確診期間病人可能經歷反覆發燒或高燒不退，再加上退熱藥材藥品造成身體虛寒，脾胃虛弱導致腹瀉，身體呈現非常虛弱的狀態。而且會有呼吸不順、精神容易恍惚、注意力不集中的狀況，這些都是氣陰兩虛的症狀。

【中藥治療】通常我會選擇黃耆、西洋參、麥門冬、生地黃等藥材做處方。

【居家照護】可著重足三里穴和百會穴的按摩。

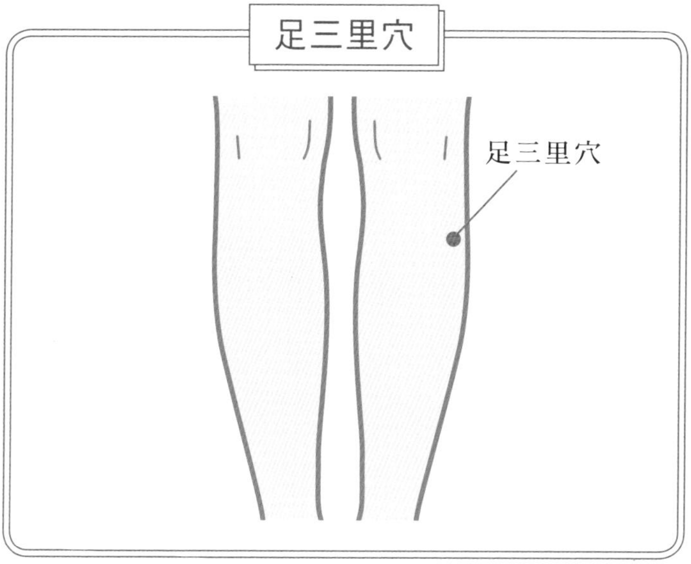

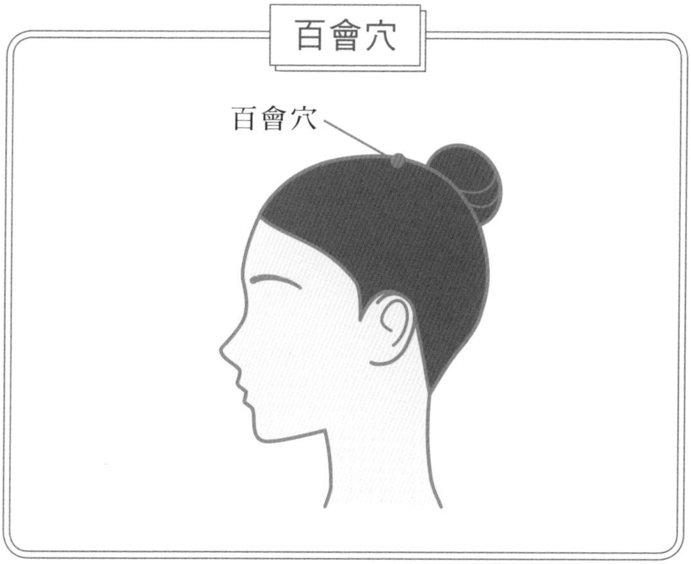

濕邪困脾型

新冠確診後有些病人變得痰多、舌苔很厚，這是因為濕邪入侵緣故，也會使人脾胃虛，容易腹瀉不易消化。身體攝取不到足夠營養，即難以養回健康體魄，這時候需要以趕走體內濕邪為首要。

【中藥治療】對於這類病人我選用四神湯、藿香、白荳蔻等藥材做處方。

【居家照護】可加強陰陵泉穴、豐隆穴的按摩。

陰陵泉穴

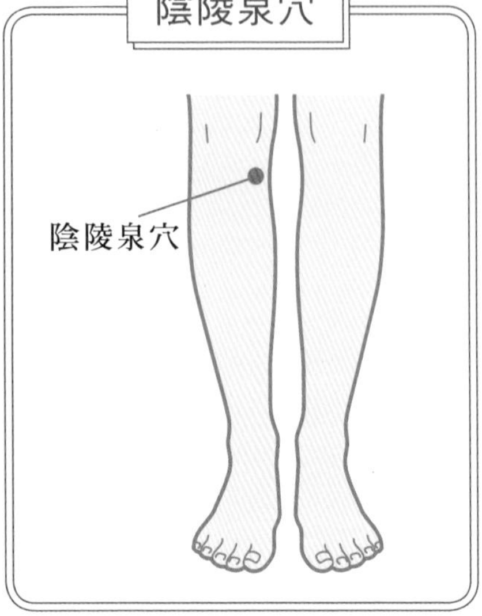

豐隆穴

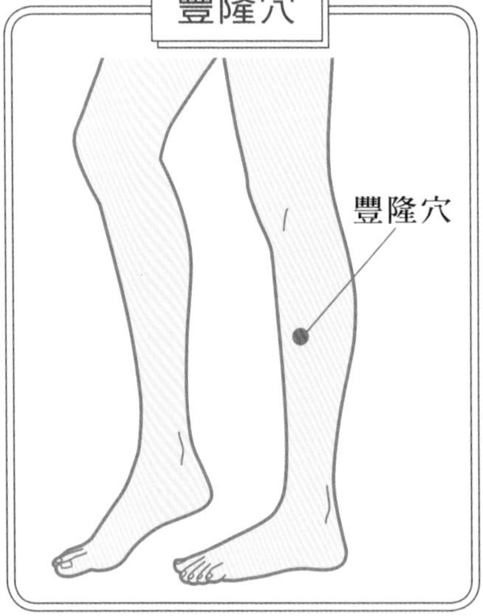

餘熱未清型

體內有熱邪還未清除乾淨，雖然快篩陰解隔離了，但是殘餘的病毒仍留在體內，就會覺得喉嚨癢癢乾乾的，時不時咳嗽。這代表病毒量只是很低，影響力還未停止，這時候我們就要使用一些藥物讓病毒的作用解除掉。

【中藥治療】可以使用魚腥草、薄荷、連翹等藥材做處方。

【居家照護】可以加強魚際穴、尺澤穴按摩。

魚際穴

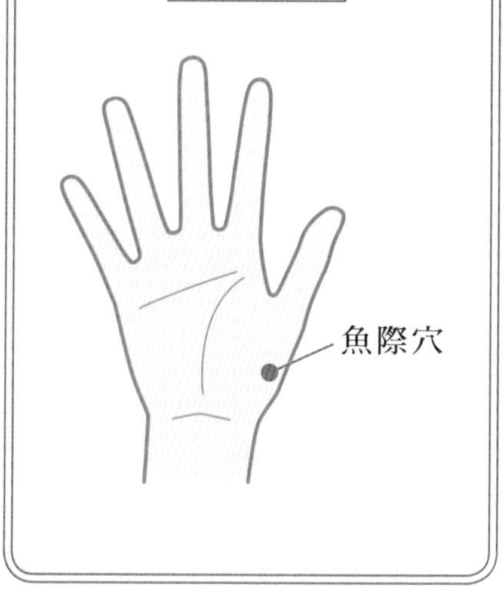

尺澤穴

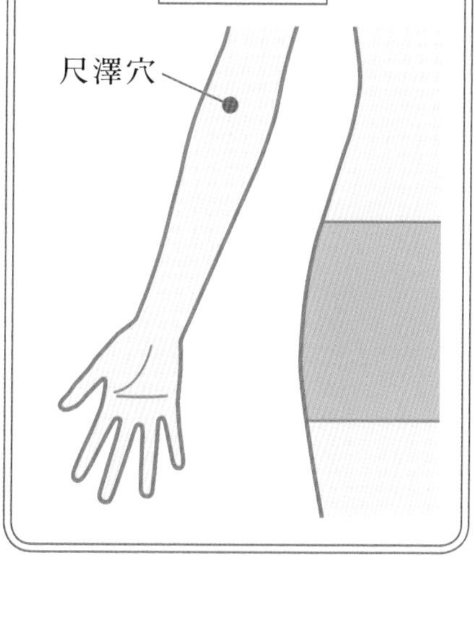

痰瘀阻絡型

新冠病毒造成的心肌梗塞，從體質上來看，它的病理特點就是「本虛標實」，意思是心臟的機能衰退。這樣的患者臟腑氣血虛弱，尤其是脾腎虛，所以營養吸收不好，營養不良。痰濁血瘀會造成心脈不通，就會出現心肌梗塞的問題。這樣體質的人通常比較肥胖且舌苔厚，可以使用一些瓜果類食物來化濁，例如芹菜、黃瓜、冬瓜、藕，或是五皮飲、五苓散。

另外，確診病人身體因為病毒入侵而發炎，燒灼體內濕氣導致痰濁，會感到呼吸不順暢、胸悶，當濃濁的濕氣堵塞身體循環系統，就會使四肢無力。這種體質可以用赤芍、瓜蔞實、半夏來診治。

【中藥治療】芹菜、黃瓜、冬瓜、藕、五皮飲、五苓散、赤芍、瓜蔞實、半夏等藥材做處方。

【居家照護】按摩膻中穴、內關穴位。

氣滯血瘀型

氣滯血瘀型的病人最明顯會表現在情緒和睡眠上。我有病患新冠確診痊癒三個月了，體力還是非常虛弱，為此沮喪不已，甚至因為擔心體力無法恢復而恐慌，最後夜夜失眠。

染疫後確實很難舒心，又是病毒兇狠傷身，又是請假掛病號造成生活不便等等，加上爸媽忍不住要擔心孩子，在這些壓力下，病人即使新冠痊癒，也會掉入肝氣鬱結的漩渦，需要以陳皮、玫瑰花、薄荷來舒心解憂。

內關穴

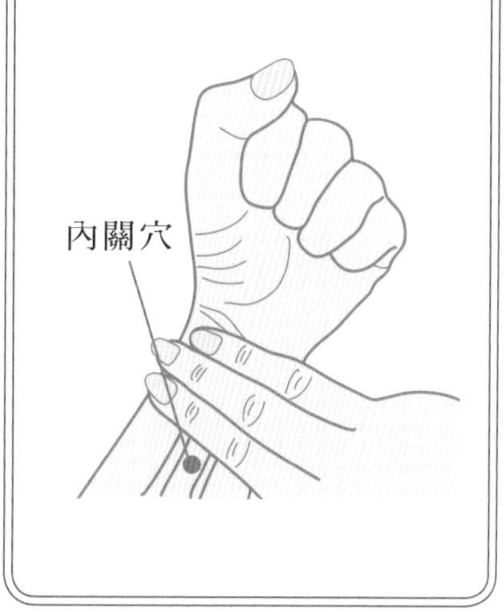

膻中穴

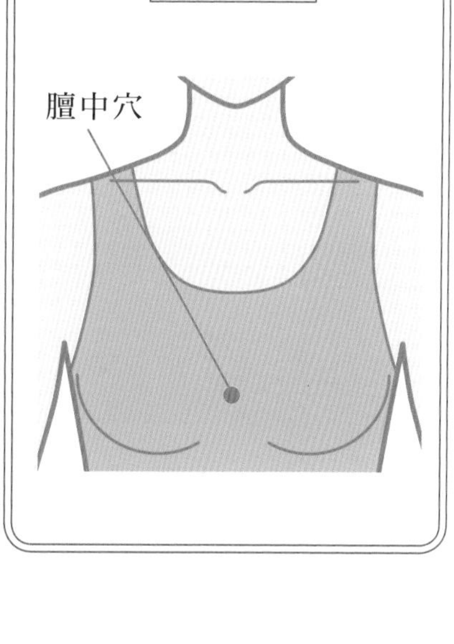

【中藥治療】以陳皮、玫瑰花、薄荷等藥材做處方。

【居家照護】這類型的人可以按摩太衝穴、外關穴來改善精神狀態和睡眠品質。

外關穴

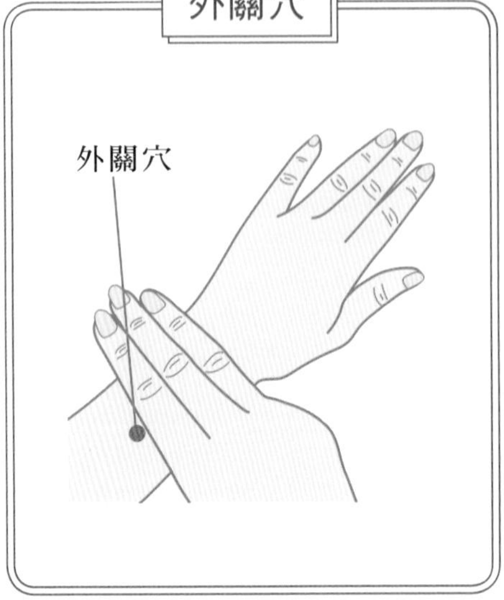

太衝穴

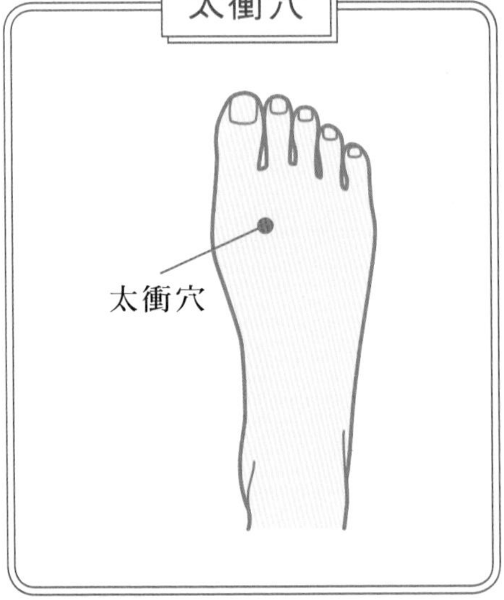

後遺症症狀與治療照護

心肌梗塞

心肌梗塞的疼痛和一般胸悶胸痛不一樣。病人如果有心臟病史，更要了解這種心肌梗塞的疼痛是側背背部疼痛，而且疼痛劇烈伴隨發冷汗，如果一有這種情形，就要立刻盡速就醫。

沒有心臟病史的人罹患新冠肺炎之後，也要留意心肌梗塞的疼痛症狀。根據研究顯示，即便是沒有心血管疾病風險的人，在罹患新冠後發生心肌梗塞的機率很高，心血管阻塞甚至導致中風的機率提高至3—6倍，心臟病發的風險也提升了3—8倍。

而快篩轉陰之後，身體元氣大傷、陽氣虛弱，呈現出的生理狀態是手腳特別容易冰冷、畏寒，需要溫陽加上補氣，我會用人參和桂枝來做調理。另外，有些人不只出現陽虛，還有陰虛火旺，氣陰兩虛，呈現出來的狀態是口乾舌燥，容易心悸和失眠，心神不寧，這時用藥就不會使用整支人參，而是用人參鬚來替換，再加上麥冬和五味子改善。

雖然，不是所有的人罹患新冠都會造成心肌梗塞的結果，但對某些體質的人而言，原本心臟功能已經偏虛弱，具備了被病毒攻擊的條件，罹患率就會比較高，不得不小心。預防勝於治療，了解自己的體質，把體質先調理好，就能減少因為新冠病毒引起的心臟危機。

【治療對策】溫陽補氣，調整體質提前預防。

皮膚疹

中醫理論「肺主皮毛」，是指肺部所啟動的氣循環，能夠將身體的營養物質輸送到皮膚表層。如果肺氣受損，皮膚所需要的營養和氧氣就無法送達，使得皮膚毛孔無法散熱，熱氣淤積在皮膚表層，就會使得皮膚發炎、長疹子、搔癢，汗皰疹、濕疹、蕁麻疹、異位性皮膚炎、乾癬。

因此治療新冠皮膚疹，主要是把受損的肺氣調理好，可以使用滋陰潤肺的藥材如麥冬、川貝、銀耳、沙參、百合、玉竹、天花粉等。至於要去除皮膚表面散不去的熱氣，則可以用防風通聖散。

【治療對策】調理肺氣，去除積淤熱氣。

中風及心臟病

胸悶、胸痛是新冠肺炎會有的症狀，但是確診治療了一段時間狀況還是持續出現，伴隨有冷汗現象，可能就要往心血管、心臟方向去著手診治，並且特別留意。有些病人沒有心臟病史，自覺不可能會發生心臟病問題，然而殘酷的事實是，新冠肺炎會增加引發心臟病的機率，以及血栓發生的機率。根據國外知名期刊研究數據顯示，罹患肺炎之後，心血管疾病發生機會增加41%，我看診的一位38歲年輕病患，雖然有高血壓慢性病史，但一向控制得不錯，自恃年輕加上健康底子不差，因此並沒有特別在意。沒想到他的新冠肺炎症狀雖然都治療痊癒，高血壓卻變嚴重了，某天半夜狀況突發送急診，被醫生宣布為突發性中風。

即便是沒有三高慢性病、家族史，或是沒有抽菸習慣的人，心血管疾病的發生率都已經不小，有抽菸習慣的人，更要小心留意身體狀況。根據研究統計發現，在罹患新冠肺炎一週之後，第一次心臟病的風險增加3－8倍，第一次中風的機率也提高了3倍。台灣已進入高齡化社會，新冠肺炎造成的心血管疾病後遺症更不容忽視。

類似的案例還不在少數。一位80歲的老先生確診後就醫，當時檢查沒有大礙，醫院讓他先回家，但三天後開始出現呼吸不順等狀況，回醫院診斷出肺炎住院，治療後再度出院回家，沒想到第五天就心臟衰竭。還有一名50歲女性確診後出現急性心肌梗塞，醫院幫她做了心導管手術置放支架，同時使用一些抗病毒藥物，治療幾天之後順利出院回家，一週後卻突然失去呼吸心跳，送醫不治。面對如此難以捉摸的病毒，心血管疾病症狀絕對要加強防護。

心為「君主之官」，心臟問題主要分有虛、實兩部分。新冠肺炎所導致的心臟病等相關症狀多因氣滯、血瘀、痰濁、火擾、水飲、寒凝所致，而阻滯心脈常用鬱金、丹參、三七、瓜蔞實、薤白、炮附子來治療。食用紅麴、三七和西洋參來做好體質調理，可降低心血管疾病發生率。紅麴和三七能活血化瘀、健脾消食，而西洋參能夠補元氣、修復心肌，除了改善心肺功能，又是適合多數人的涼補藥材。

【治療對策】用紅麴、三七活血化瘀，健脾消食；用西洋參補元氣、修復心肌。

病毒性肺炎

根據統計，**青少年族群染疫之後容易出現病毒性肺炎**，在臨床上也有不少這樣的案例。患者治療新冠肺炎一段時間後，病情好轉，恢復得也相當順利，沒想到病程卻急轉直下，突然出現胸悶、胸痛、呼吸困難等症狀，最後檢查發現是肺水腫，甚至因此喪命。

雖然我們最終勢必要走向與病毒共存，但是新冠病毒對於健康的威脅還是遠大於我們所知。不像普通感冒的病程，發燒、咳嗽、流鼻涕過幾天就會好轉痊癒，新冠病毒就像是潛伏在人體內的狙擊手，伺機而動，趁虛攻擊人體的肺部、腦部、心臟甚至腸胃和腎臟。因此，當罹患了新冠肺炎之後就要有警覺性，不要以為表面沒什麼症狀就輕忽後續觀察，病毒在體內的破壞讓確診後遺症慢慢才浮現。所以，不要熬夜滑手機，太早進行劇烈運動，讓身體充分修養康復，才能避免之後的後遺症出現。

【治療對策】 不熬夜、不劇烈運動，充分休息。

嚴重掉髮、停經

我有病患確診前擁有一頭茂密的黑髮，確診後卻開始大量掉髮，每天梳頭梳得心驚膽戰，為此憂心不已。也有年紀較輕的患者罹患新冠肺炎後髮量驟降了三分之一，害她每天照鏡子都忍不住落淚。

另外一個現象就是停經問題，這也是生育年齡女性罹患新冠肺炎之後的困擾。因為病毒感染或者因為壓力的關係，都可能導致身體的節律一下子被打亂，經期不穩定，需要經過一段時間調整才能恢復。

面對掉髮和停經這兩種因為壓力造成的內分泌失調問題，中醫診治上以補血養氣、疏肝解鬱、安神寧心方面來著手。枸杞子、紅棗、川芎、柴胡、首烏、菟絲子、玫瑰花都是很好的藥方。另一方面，病患也要放寬心，好好調整心情、穩定調理，可以在3－6個月恢復正常。

【治療對策】以安神養心、補血養氣藥方，放寬心緒好好調理。

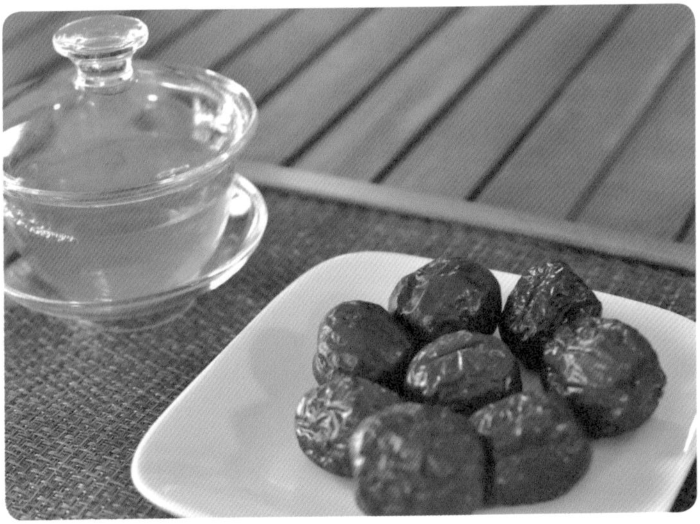

認識長新冠

根據荷蘭最新醫學研究發現，平均每8名成年人當中，會有1人在罹患新冠肺炎後3－5個月時間，核心症狀不但不會減輕，還會變得更加嚴重。其中包括肌肉疼痛、胸口緊繃、喉嚨有異物感、呼吸困難、味覺和嗅覺喪失、體溫忽冷忽熱、時常感到疲倦等等。

不過我也有病患的情況是一解隔就開始出現長新冠症狀。主要是因為台灣氣候環境濕熱，不利於新冠病人休養，因此，建議確診新冠肺炎的人最好都能進行身體調理，才能夠恢復身體的最佳健康狀態。

面對新冠肺炎這種全新的病毒，人們對它的認識並不全面而是逐步理解，邊守邊做。過去我們治療病毒類疾病的經驗是，只要趕走病毒、治療好表面症狀之後，就算是恢復健康。對於新冠病毒的醫療手法，我們原先假設也是如此，後來卻發現部分罹患新冠肺炎的確診者康復後，卻還是持續有失眠、疲勞、咳嗽等症狀，時間長達數週甚至數個月，情況非同尋常。而且，比例是高達1－2成的確診者會有這種情形。因此，世界衛生組織（WHO）在2021年10月特別提出定義：**新冠肺炎確診者在康復後12週內仍具有某些症狀，這些病症就統稱是「長新冠」**。

長新冠發生在女性身上的機率高於男性約33％。而長新冠患者最特別的是，患者的PCR檢測是陰性，各種血液檢查、X光檢查、心電圖檢查也都正常，但事實上確診

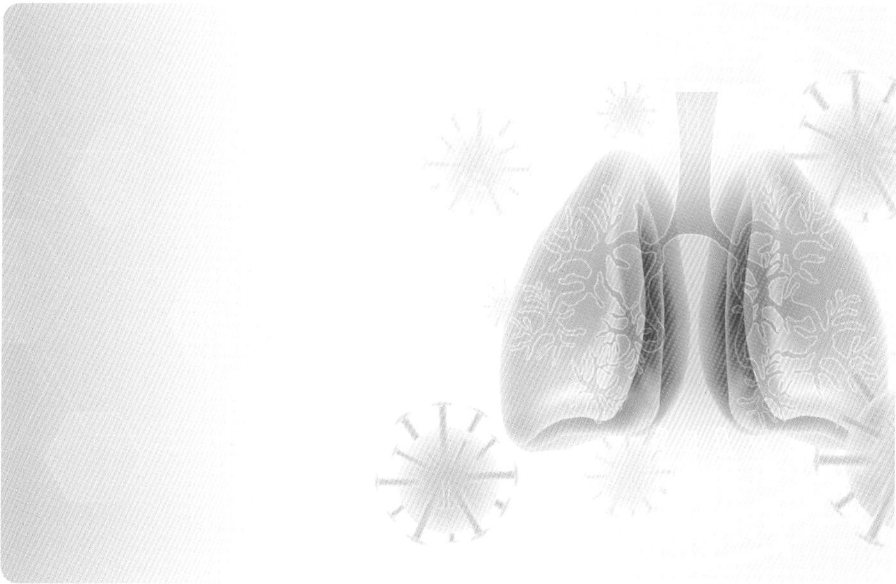

者的心肺受損，身體裡有殘留的病毒，病毒引發的免疫系統反應仍在持續。

因此，我強烈建議**新冠確診病患應該儘快在3－4個月內，趕快改善新冠後遺症，才有機會擺脫後續的長新冠病症，減少日後它對人體健康的長久影響**。

【長新冠三大類型】

長新冠症狀目前臨床上大致分為三大類項。**第一類是體力變差**，本來能跑馬拉松的人變成沒辦法走完100公尺，上下樓走幾步階梯就氣喘噓噓，讓人感到相當沮喪。尤其是信奉運動健身的患者，在長新冠摧殘體力之下，會變得相當鬱悶。

第二類是長新冠腦霧，也就是容易忘東忘西，沒辦法進行簡單的算數活動，還有記憶發生斷層，嚴重影響工作及生活。我的病患就發生過這樣的案例：來櫃台掛診時，櫃台人員告知掛號費是二百元，病人反覆確認了好幾次，最後還是拿出三百元來付費，連病人都覺得自己的行為反應有點尷尬。另外，到超商買東西常常給錯錢、週六還打開電腦準備遠距上班的案例也所在多有，只能說腦霧的影響力確實相當干擾生活。

第三類是性格大變。當新冠痊癒後的病人進入長新冠延長賽，會出現人好像是活在同一個肉體軀殼裡，靈魂卻像被掏空了一樣，有些人會出現恍神注意力無法集中，也有些人會變得焦躁易怒，讓身邊親友飽受驚嚇。而長新冠症狀最長甚至能長達兩年，不僅患者需要耐心就醫治療，身邊的家人也要給予更多耐心和同理心，才能真正一起克服病毒，走過疫後健康災情。

而美國疾病管制與預防中心（CDC）也將最普遍見到的長新冠症狀分為以下幾類，可以提供給大家參考注意。

- 一般症狀：疲勞或疲倦、發燒
- 呼吸道症狀：氣促、呼吸困難、咳嗽
- 心臟症狀：胸痛、心悸
- 精神症狀：頭痛、失眠、難以思考或集中注意力、焦慮
- 神經系統症狀：嗅覺改變、味覺改變
- 消化系統症狀：腹瀉
- 皮膚症狀：新冠皮膚疹

如何預防長新冠

「治於未病」是用來對付新冠肺炎的最佳原則。病毒會不會侵入到你的體內？留在你體內的時間多長？以及當它已經沒有傳染力之後，還會繼續影響身體的免疫系統多久？這些全部都在罹患新冠肺炎之前，就已經決定多數機率了。因此，**要預防長新冠的發生，首先就是要把身體的自然免疫系統鞏固起來，其次是打疫苗**。根據研究統計，如果在一開始就已經打了完整的新冠病毒疫苗，那麼之後長新冠的症狀也會減少或減弱。

另一個長新冠的預防時期是在新冠確診之後、休養治療期間。新冠肺炎病人痊癒之後會全身無力、身體疲憊，不太適合做操或運動，所以若要改善身體循環，強健體力，就需要靠按摩刺激穴位的方式。以下我列出幾種適合新冠肺炎病人痊癒後強身健體的按摩穴位。

列缺穴

針對長新冠的症狀：喉如刀割、胸悶、氣促、睡不著，可以按壓列缺穴。列缺穴對於肺經是非常好的養護。此穴位可以放鬆心情，改善頭暈、頭痛、咳嗽、氣喘等症狀，也可以緩解失眠。

尺澤穴

此穴位具有消炎的功能。當感覺喉嚨痛、眼睛乾澀的時候，可以按壓尺澤穴，達到洩火消腫的目的。

列缺穴

位於手腕後高骨上方。

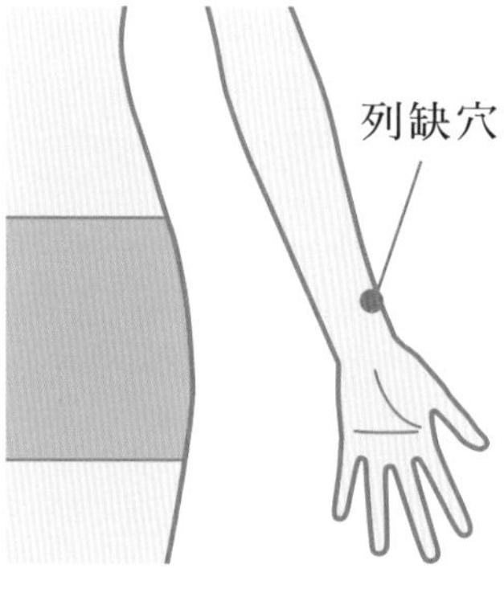

尺澤穴

在手肘彎處横紋上、肱二頭肌腱的外側處。

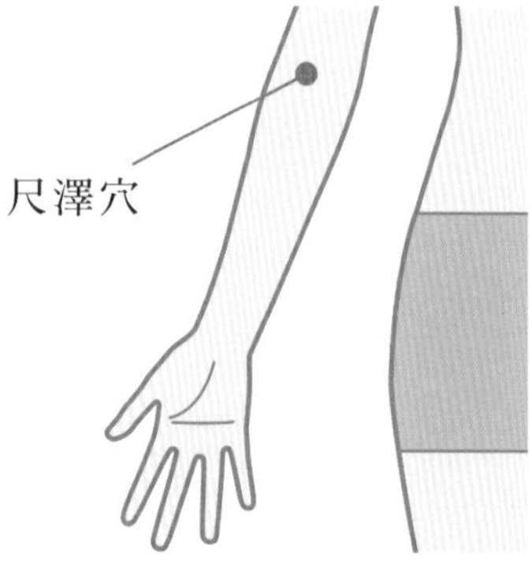

膻中穴

按壓這個穴位能有效改善吸不上氣、喘不過氣的症狀。我有一個病患平常可以爬樓梯至六樓沒問題，但是在罹患新冠肺炎之後，只爬了兩層樓就會開始喘，我建議他按壓膻中穴來改善，氣喘的狀況轉好不少。膻中穴也能讓整個清氣上升，胃氣和心氣可以達到平衡。

膻中穴

位在兩乳之間的中間點。

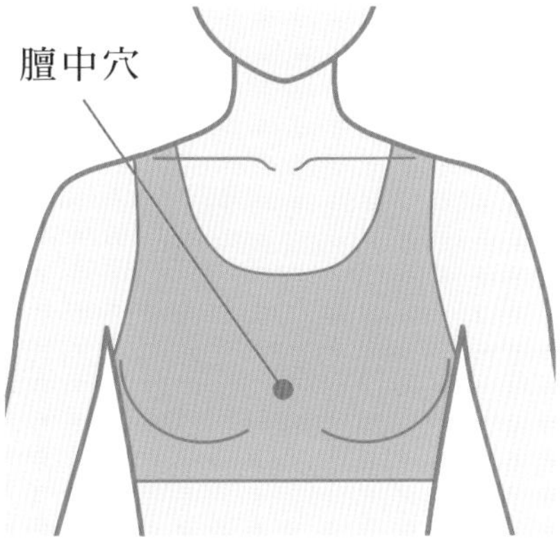

長新冠呼吸操：深呼吸鍛鍊強健肺葉

長新冠依然存在一些呼吸不順，以及血氧濃度太低的問題，只是此時我們的肺部、呼吸系統受到重創，需要一點時間來進行相當程度的「復健」。在體力允許的情況下，長新冠病人可以做一些簡單的呼吸運動，幫助受損的呼吸系統恢復健康。

一般我們常使用的呼吸方式是胸腔呼吸法，也叫肋式呼吸、橫式呼吸，有時還會使用呼吸更淺、攝入氧氣更少的肩式呼吸。胸式呼吸法是靠提起肋骨外接上面的骨頭擴大胸廓，讓肋骨擴張，攝入氧氣。這種呼吸方式所攝入的氧氣較少。

為什麼呼吸的深淺很重要？因為呼吸得深，代表肺部能運動到的部分也越完全。胸式呼吸不能運動到肺葉的下半部，長期下來，肺葉下半部老化缺乏彈性，呼吸功能就會變差。而且因為攝入的氧氣不足，會對全身的器官都造成影響，不但器官老化越發嚴重，抵抗力下降，更容易罹患呼吸道疾病。當新冠肺炎這種攻擊下呼吸道病毒來襲時，原本老化、僵化的肺葉和下呼吸道系統受損會更嚴重。

當身體被新冠病毒攻擊過後，肺葉會比健康的時候更虛弱，肺泡的彈性減少、所能攝入的氧氣更少，導致胸悶、氣促。因此，可以使用深呼吸法，也就是腹式呼吸、全呼吸，把肺泡的彈性鍛鍊起來，增加它所能攝入的氧氣，亡羊補牢，猶未為晚。

這個運動不只是長新冠病人可以做，在預防新冠肺炎的階段就可以多練習。既然都已經花了時間、金錢去健身房鍛鍊肌肉線條，當然更不能忽略鍛鍊對我們生命維繫最重要的肺。

Step 4 嘴巴吐氣 6 秒。

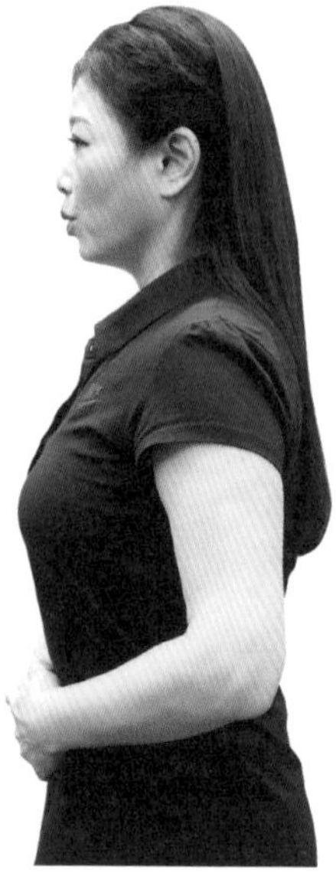

Step 5 閉氣 6 秒。

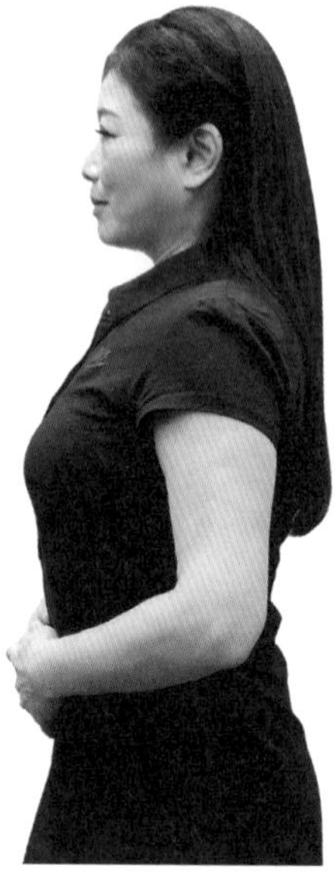

Step 6 上述循環共做 30 次。呼吸中，輕鬆專注把焦點放在吸吐氣動作。

腹式呼吸是穩定身體核心的基礎，以上的動作也可以讓我們的心律不那麼快，減少因為過度運動而對虛弱身體造成的傷害。但如果你在做運動時發現血氧數據往下掉，表示現在還不適合運動，要立刻停止不要勉強。

除了**鍛鍊肺葉的彈性及預防肺部老化**之外，深呼吸運動還可以將肺部的空氣吐乾淨，確保吸進 100% 新鮮空氣，如此能增加血液中的含氧量，使得每一個器官都能夠獲得充分的氧氣。除了維持身體的新陳代謝功能，使人保持頭腦清新，還能改善長新冠患者肺部和腦部受損的問題。

海軍呼吸安神法

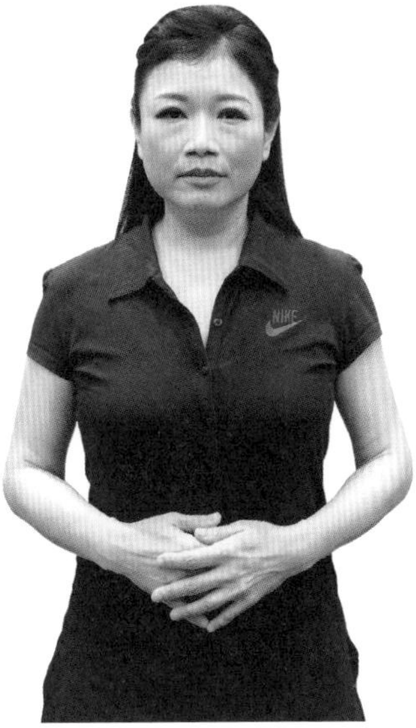

Step 1

手放在腹部丹田，用掌心感受每一個呼吸起伏，確實將氣吸進丹田、從丹田吐出。

Step 2

鼻子吸氣 6 秒。

Step 3

閉氣 6 秒。

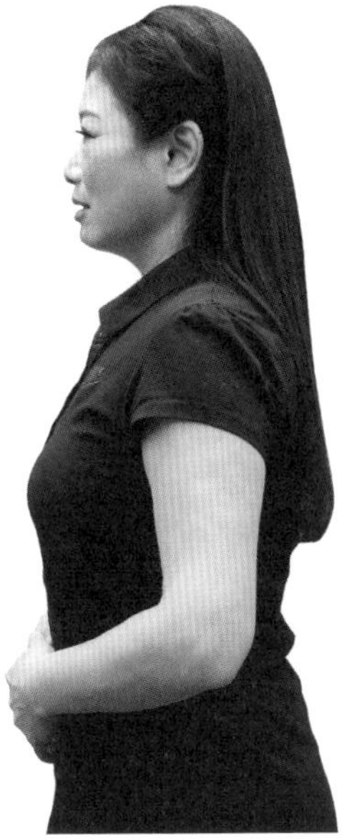

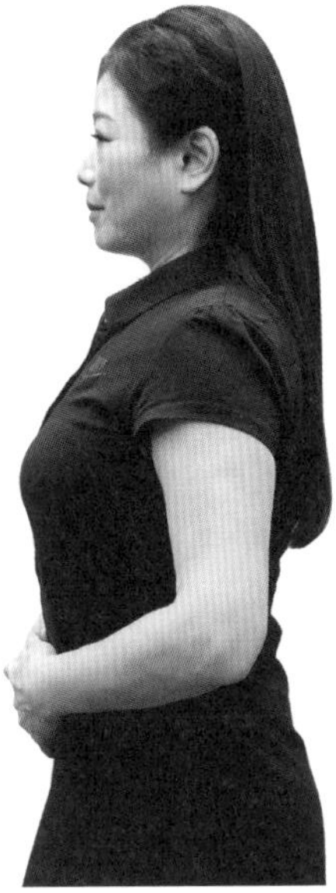

長新冠食療藥方——紫蘇薑米茶

長新冠病患主要的弱點在於肺部和腦部，所以我會選用寬胸利氣、改善腦霧的「紫蘇薑米茶」來做為食補藥方。紫蘇和薑是辛香料及化濕的食物，不但可以除體內濕氣，還能促進血液循環，強健脾胃。用這道料理搭配海軍呼吸安神法，更能有效改善長新冠症狀。

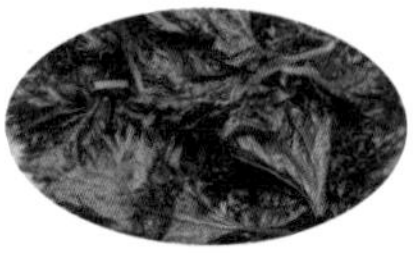

紫蘇葉

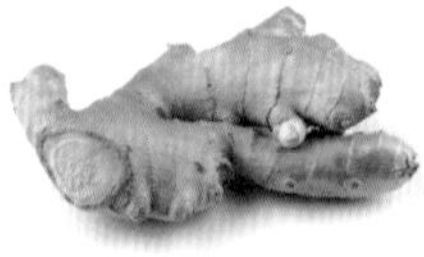

薑

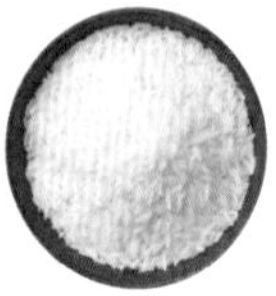

米

材料

紫蘇葉 2 克、薑 5 克、米 15 克

作法

① 將白米炒黃，炒出香氣。

② 加入切條嫩薑炒乾，裝罐備用。

③ 將步驟①、②的白米嫩薑取約 15 克，加上紫蘇葉 2 克沖熱水悶泡，香氣出來後即可飲用。

長新冠體質調理

比起流感，長新冠對我們的生活影響更鉅。過去流感盛行的時候，只有小部分的人在得過流感之後會跑來中醫診所找我做體質調理，因為他們覺得流感產生的後遺症對身體造成一定程度的影響。但是自從新冠肺炎開始流行之後，我的電腦螢幕最常出現的掛診就是確診治療、長新冠調理，這樣的病患是過去流感病人的三倍以上。可見新冠病毒的威力真的是有別於流感病毒，對身體造成的影響力也具有延續性，而不是一次性爆發完就過去。

我也將這幾年看診的過程，依據體質將這些長新冠的病人分成四大類記述如下，並且提供體質調理的方向。

氣陰兩虛

氣陰兩虛是多數長新冠病患的症型。新冠病毒會直接攻擊人體的黏液，也就是我們中醫所說的「陰液」，這是用來滋潤人體的液體，存在於眼睛和喉嚨黏膜等處，一旦這些地方失去了黏液，就會變得乾燥脆弱，容易受傷。

氣陰兩虛的長新冠病患會覺得喉嚨很乾，人感覺非常疲累。我有病患一天視訊上班3個小時之後，竟然累到要睡12個小時補眠，鬧鐘也叫不醒。這類型患者，我會建議喝百合蓮子湯和百合蓮子茶來改善體質和症狀。

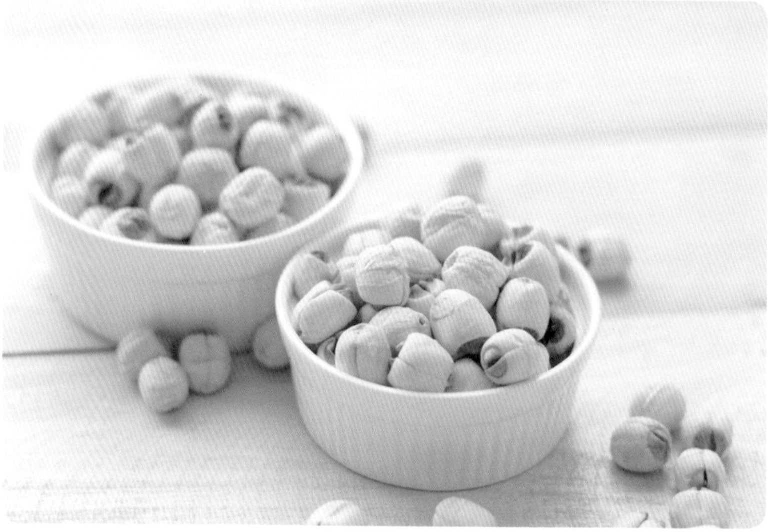

脾肺氣虛

脾肺氣虛的長新冠病患比氣陰兩虛型體力更差，因為這類型患者脾胃弱，營養吸收不好，能量不足，加上肺也虛弱，吸不到足夠氧氣給全身器官使用，在養分和氧氣兩者都不足的情況下，身體自然會虛弱無力。這一類的病患每天疲憊到無法上班，頭很暈，即使只是坐在電視機前面什麼事都不做，也會覺得累、感覺呼吸不順。

這類病患不但氣虛而且食欲不振乏力，適合喝四神湯、四神排骨湯或四神小腸湯，來改善脾胃虛弱和營養吸收問題。最基礎的營養能量充足之後，後續問題才能跟著轉好。

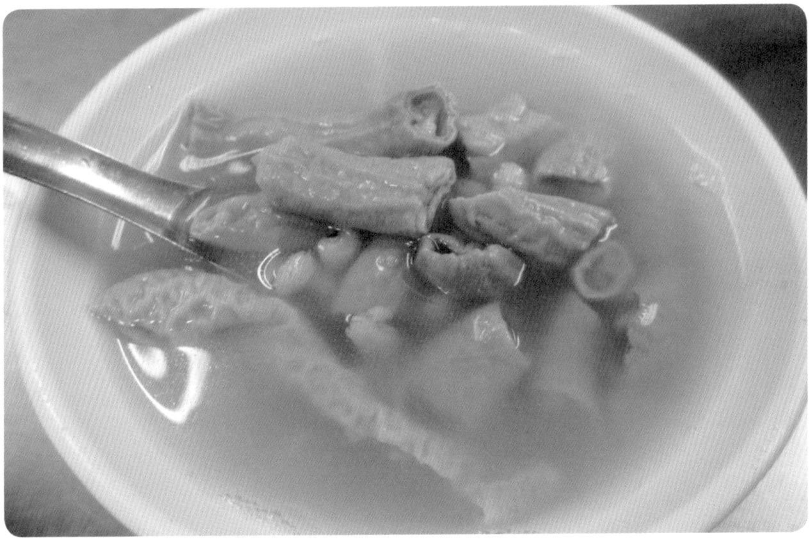

肝鬱氣滯

這類型患者是看診經驗中最難對付的類型。他不像第一、第二類型的人可以明確指出自己的哪個器官範圍不舒服，通常比較是情緒方面的問題。例如我有一位從事法律工作的病患，在罹患新冠肺炎之前做事說話都非常有條理和冷靜，但確診後性情大變，變得容易焦慮不安、易怒、衝動，不但造成家庭的不和諧與衝突，在工作上也頻頻出錯。

治療肝鬱氣滯最有名的藥方是張仲景《金匱要略》中的七皇草養苷膏，使用的藥材是葛根、菊花、大棗、枸杞子、梔子、魚腥草、枳椇子、佛手、決明子等，既可以補血，又能夠養肝。

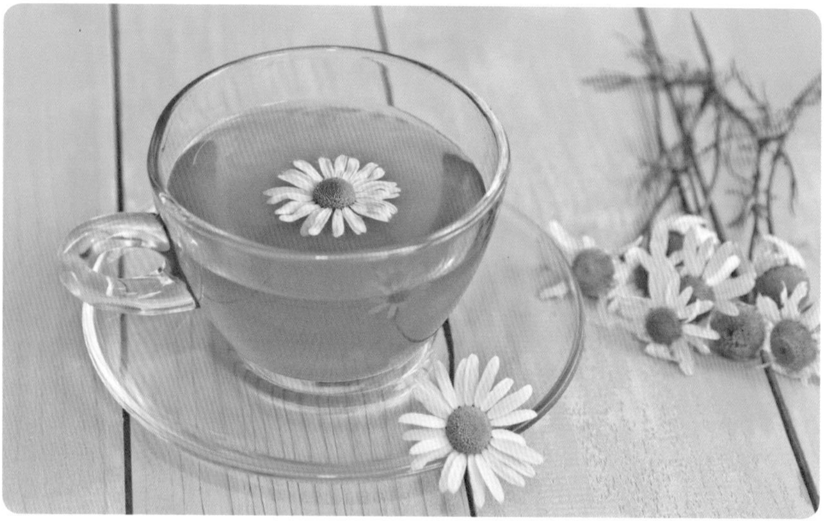

肝鬱氣滯的人容易胸悶、腹痛、腹脹，建議可以食用以下食物來改善：

茼蒿：開胃消食、利腸通便。

金針菜：又稱忘憂草、安神菜，可以紓解肝鬱。

絲瓜：清熱化痰、涼血解毒、通經活絡。

特製茶飲：選用玫瑰花、菊花和佛手柑沖泡來喝。

另外，每天早晚各按摩一次以下穴位，也有助於改善肝鬱氣滯，將體內濁氣和廢氣排出體外，疏肝理氣。

行間穴

腳背足大趾與二趾之間，
太衝穴前面。

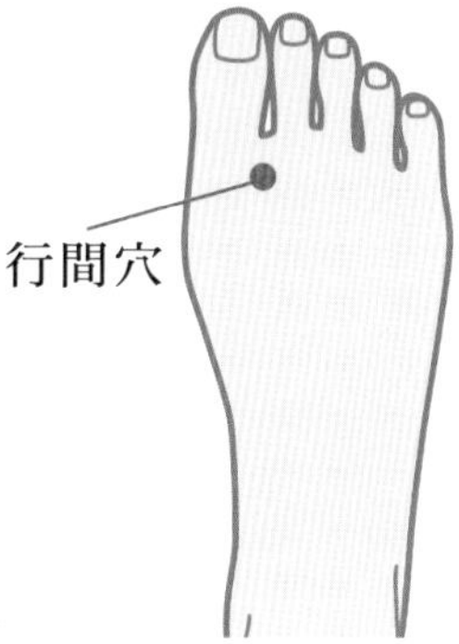

太衝穴

腳背大拇趾與
第二趾骨交接處。

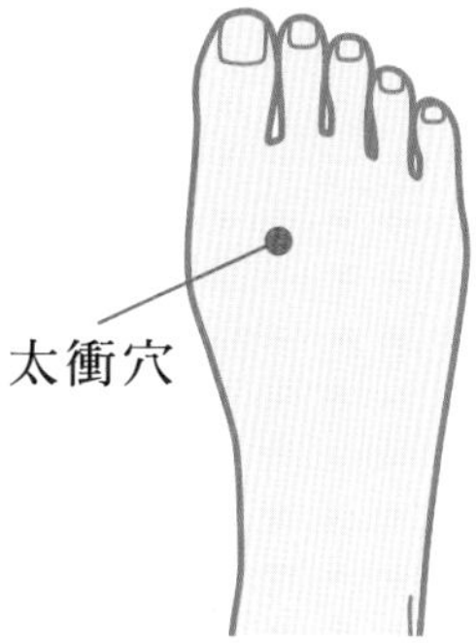

章門穴

位於側腹第十一根肋骨下方。

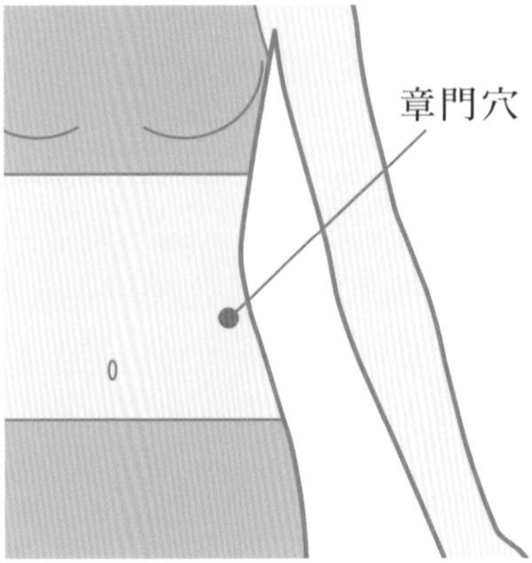

印堂穴

兩眉心中間處。

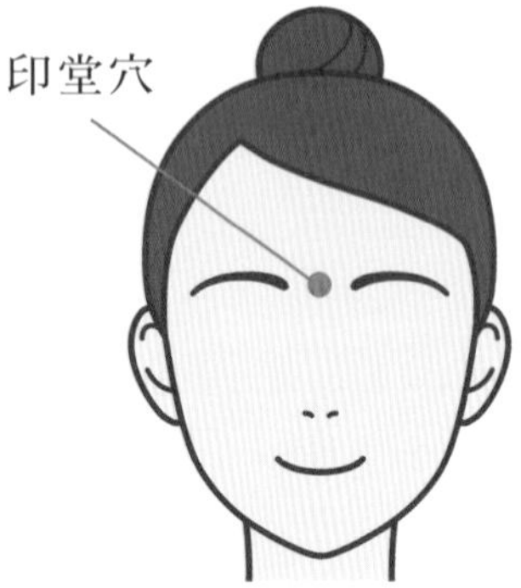

膻中穴

兩乳頭正中間。

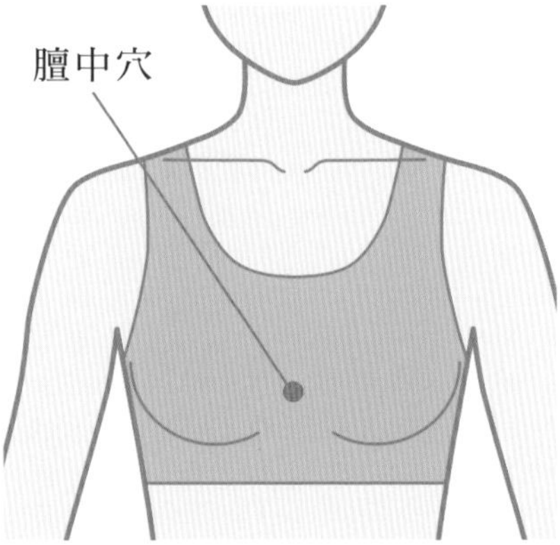

推肝經對於安定心緒也是很好的方式。每天早晚各一次，能疏通肝氣，穩定情緒。

【肝經位置】從人體大腿內側延伸到小腿內側。

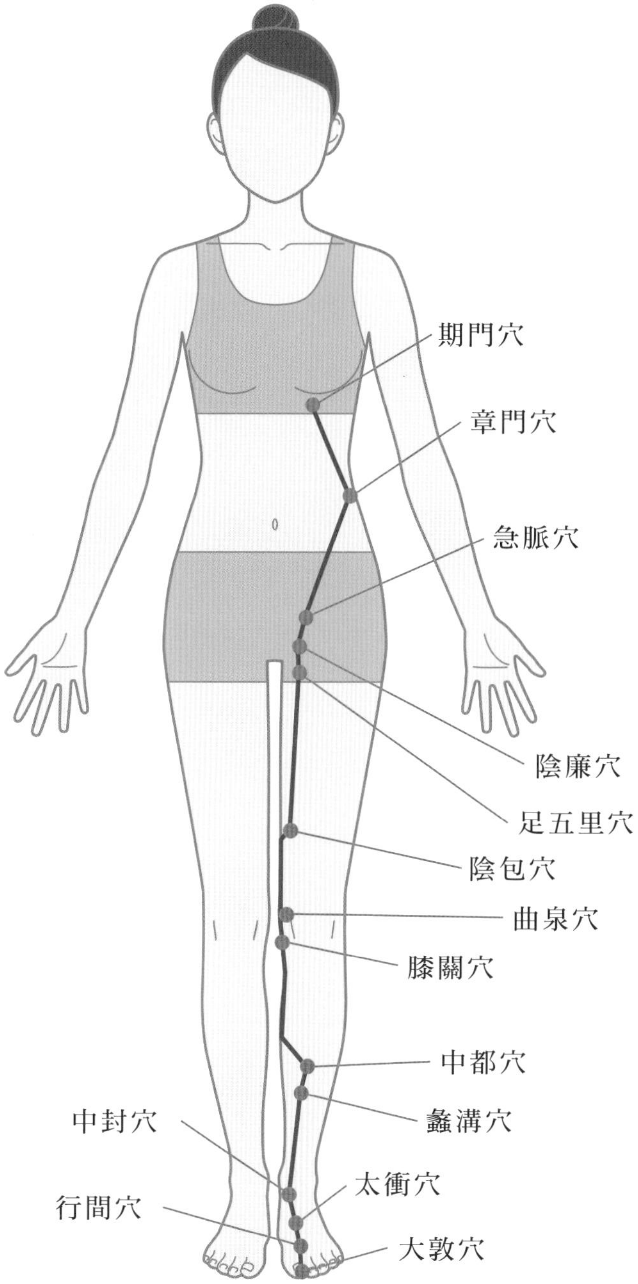

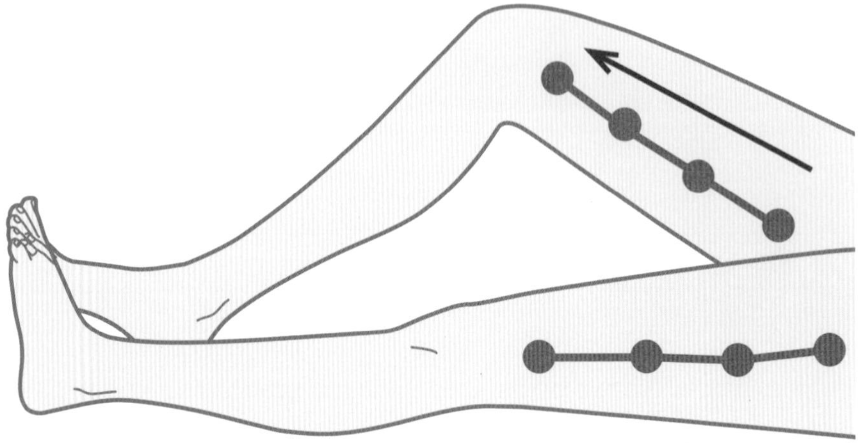

動作 1 首先採取坐姿，把右腿彎曲，左腳打直、膝蓋放平。

動作 2 將雙手掌交疊，按在右大腿根部內側，接著稍用力向前推到膝蓋。先右後左，各 30 下。

清陽不升

清陽不升的體質就是大家都知道的腦霧。脾主升清，清陽不升、濁陰不降，髓海就會失養，腦部功能就會受阻。另一個是腎虛，因為腎主智，腎虛則智不足，就會有容易忘東忘西的情形。

我有一個長新冠病患就診時主訴：他看到紅燈亮起時會直行，因為他沒有辦法把「紅燈」和「停車」這兩件事情連結在一起。治療一段時間之後，病患告訴我：「現在一天

醒腦茶

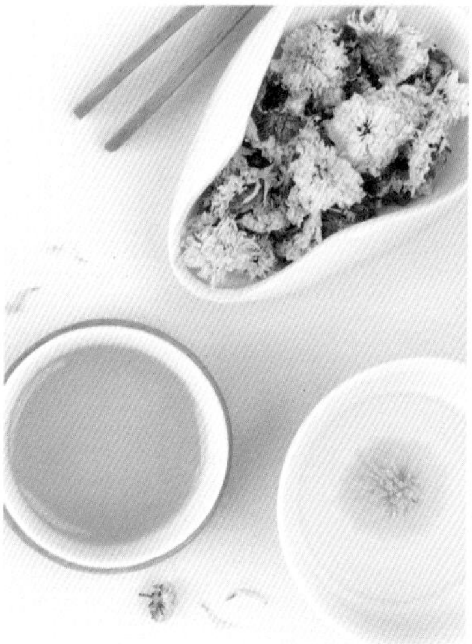

材料

銅鑼菊花 1.5 錢、薄荷葉 1.5 錢、荊芥穗 1.5 錢、荷葉 1.5 錢、桑葉 1.5 錢、紅棗 3-5 顆、甘草 2 錢

作法

將所有材料丟到鍋內，用 1500CC 的水煮滾後，轉小火繼續煎煮 20-30 分鐘，放涼微溫即可飲用。

三次中只有一次會看到紅燈就走過去，算是有進步了。」聽得我冷汗直流，也顯示長新冠對於日常生活的影響真的不容忽視。

改善清陽不升體質可以使用菊花、麥門冬、黃耆、黨參等藥材，幫助清陽上升，濁氣下降，腦部比較不會那麼空，記憶力也不會這麼差。而中醫有一帖很好的醒腦茶，對於腦霧的病情也有改善效果。

精油保養

平日使用精油來保養也是很好的方式。可以選用鼠尾草、迷迭香精油，將它們加入客廳的精油霧燈裡，嗅其香氣，有助提升記憶力。新鮮的鼠尾草和迷迭香也可以用來泡茶、入菜，幫助盡快擺脫長新冠腦霧困擾。

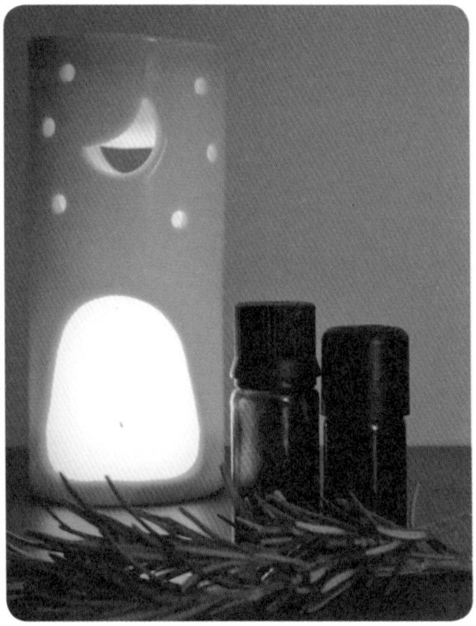

按摩保養的穴位主要有兩個，一個是百會穴，一個是四神聰穴。

百會穴

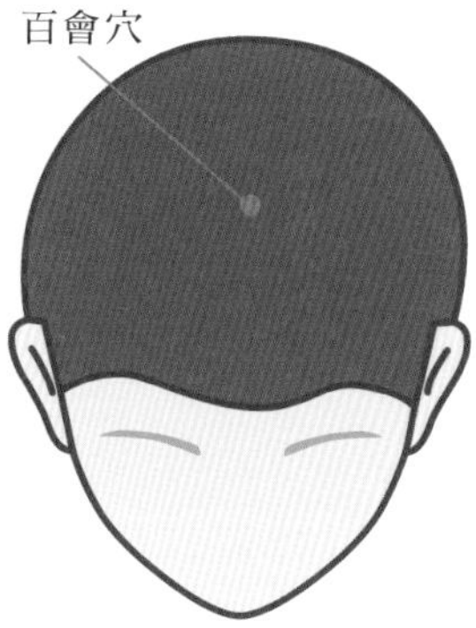

穴位

頭頂正中、兩耳連線與鼻尖往頭頂沿線交會處。

方式

以按壓方式來刺激穴位，可改善心情沮喪及忘東忘西的症狀。

四神聰穴

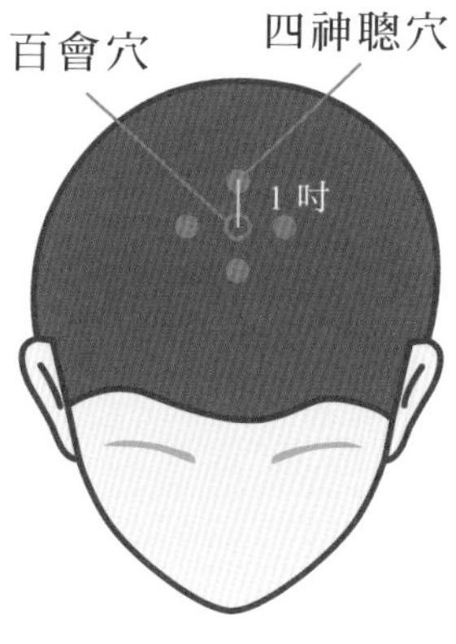

穴位

位於百會穴的前、後、左、右各約 1 吋處（約一拇指寬）。

方式

除了一般的穴位按壓之外，也可以利用大拇指、食指、中指、無名指用類似洗頭的手技，按壓在這四個位置上反覆抓放，同樣具有改善腦霧的效果。

配合百會穴一起按摩可加強效果。

長新冠症狀與治療照護

長新冠的症狀多元，而且病毒不斷變異，加上各地氣候、水土和人種體質不同，在每個人身上所產生的症狀也各不相同。以下針對目前所知的長新冠症狀來列出治療照護方式，但是未來也可能還會出現不同的長新冠症狀。而中醫治療的方式是根據病人當下的症狀，配合體質來對症下藥，而且必須以緩和的方式長期追蹤；據研究數據顯示，有些長新冠症狀甚至可長達兩年。

極度疲倦，轉陰後症狀更嚴重

我有個病患是滑冰好手，征戰各大比賽無功不克。後來罹患新冠肺炎後痊癒，有一天如常去溜冰場練習，卻沒想到只是穿好滑冰鞋，人就已經累癱！完全無法站起來行走。

國外也有非常誇張的案例，患者無法一次完成刷牙的動作，需要休息好幾次才行，有些人甚至疲累到沒辦法走去上廁所，需要包尿布。也有病人轉陰之後比確診時期症狀更嚴重，一天要睡上十多個小時修復。

●中醫治療對策

長新冠疲累是很常見的症狀，我的病患中有人陽轉陰後三個月還是時常感覺無力。疲累雖然是確診者共同的症狀，但治療還是要依據不同體質來進行。

如果是**比較容易操煩**、**淺眠的人**，加上一緊張就會腹脹腹瀉，屬於心脾兩虛型，我們會使用參苓白朮散藥方。

【平日養生茶飲推薦】 桂圓紅棗茶

桂圓紅棗茶

材料

桂圓肉 4-5 顆，紅棗 2-3 顆拍碎備用，水 500CC

作法

將水煮沸後，加入桂圓肉和紅棗，再以小火續煮 3-5 分鐘即可飲用。

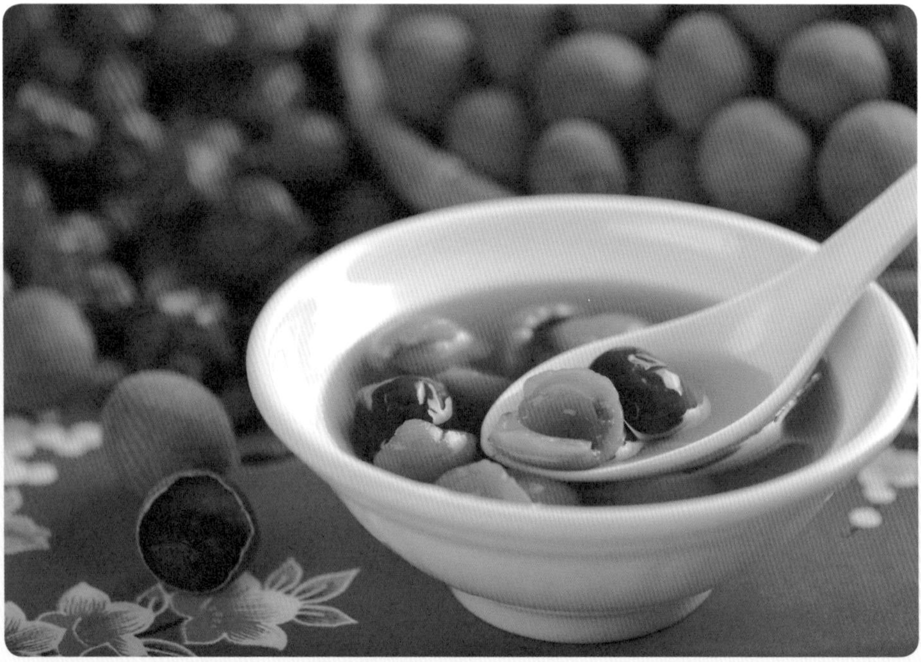

如果是**平常工作壓力大，容易頭痛的人**，並且常常生氣、焦慮，屬於肝鬱氣滯型，可以用桂枝湯加龍骨牡蠣湯來治療。

【平日養生茶飲推薦】生薑薄荷茶

生薑薄荷茶

材料

薄荷葉 3-4 片、老薑 2-3 片

作法

將材料放入沖泡壺裡，加入 500CC 沸水沖泡，浸置 5-10 分鐘後即可飲用。

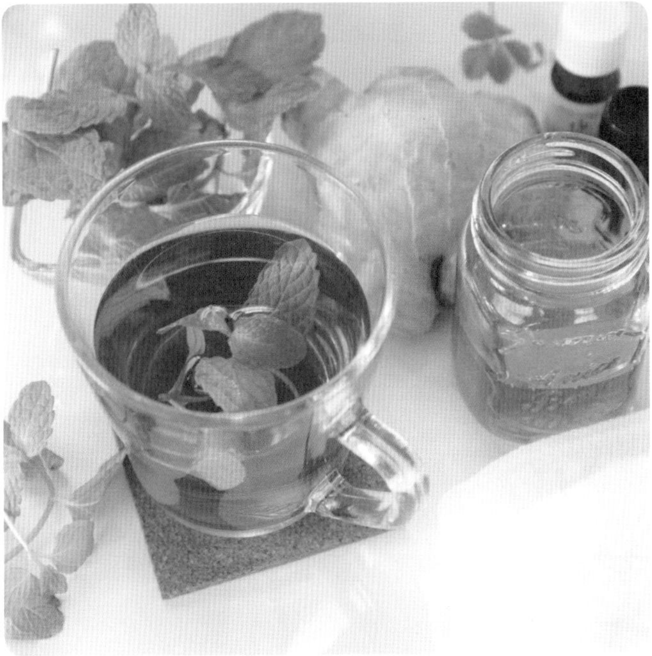

如果是**長新冠病患同時又有**三**高症狀**，很可能是屬於氣滯血瘀型。這一類人很容易氣促、胸悶，而且注意力難以集中，手腳易發麻或發冷。即使病癒回到工作崗位，卻經常感到力不從心，這樣的病患我們會使用血府逐瘀湯來治療。

【平日養生茶飲推薦】 丹參黃耆茶（活血補氣）

丹參黃耆茶

材料

丹參 10 克、黃耆 10 克、水 500CC

作法

將水煮沸後，放入丹參和黃耆，再轉小火續煮 3～5 分鐘即可。

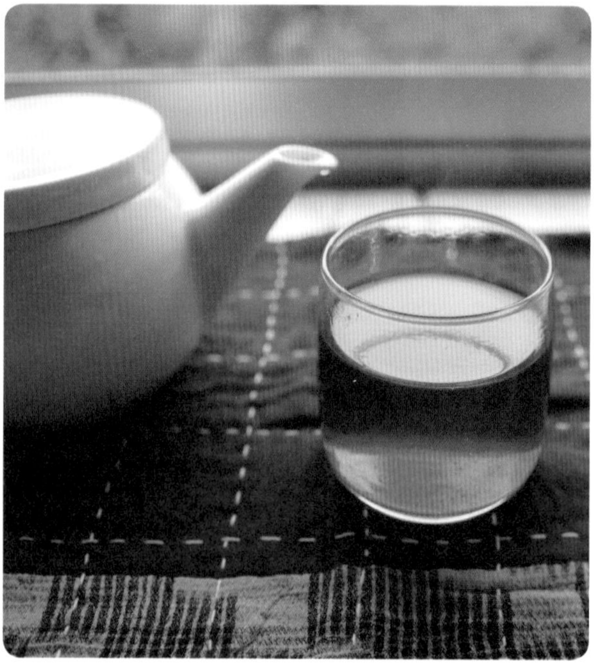

●居家照護方式

病人感到**疲勞且注意力無法集中**的時候，可以按壓百會穴和四神聰穴，能幫助健腦提神。如果是**失眠淺眠**症狀，可以按壓神門穴和內關穴，幫助身心放鬆，改善睡眠。當感到**既疲勞又全身酸痛**，則可以按壓足三里穴和太衝穴，能改善肌肉緊繃的症狀。

疲勞、注意力無法集中

百會穴

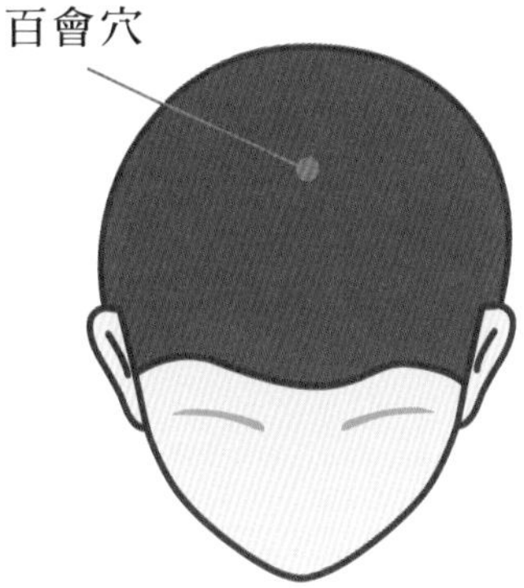

四神聰穴

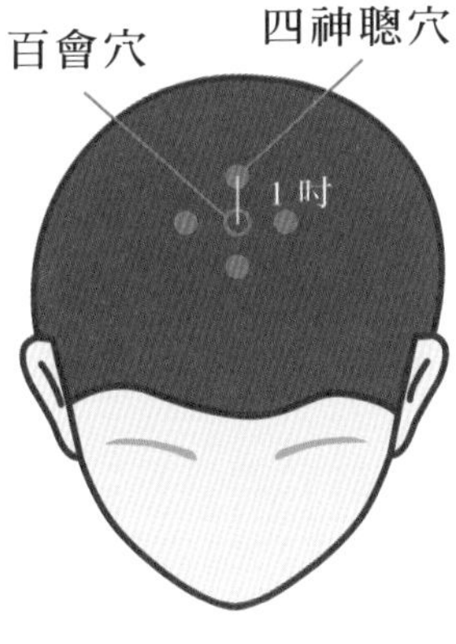

疲勞、全身酸痛

足三里穴

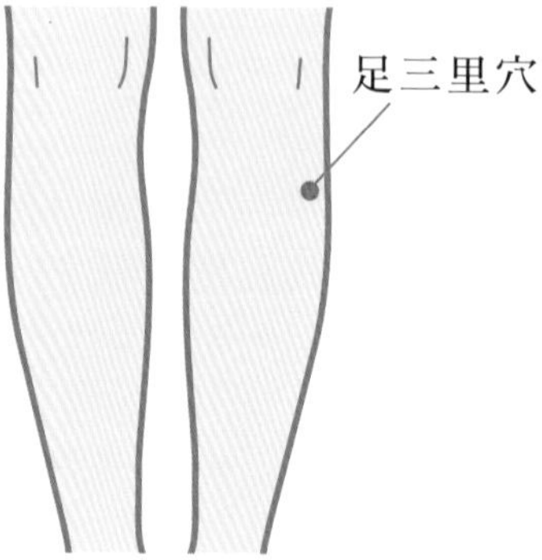

太衝穴

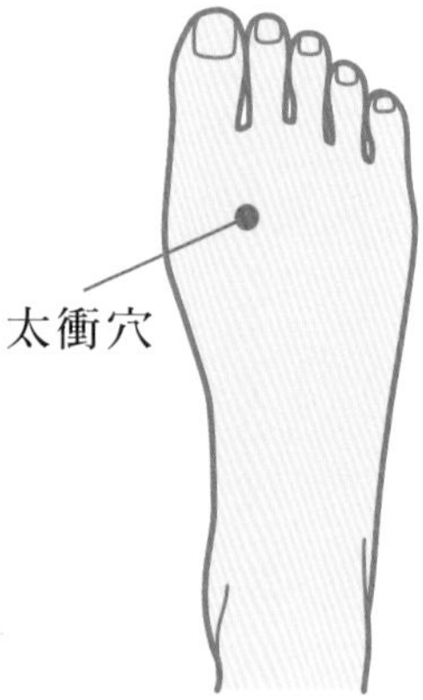

失眠淺眠

神門穴

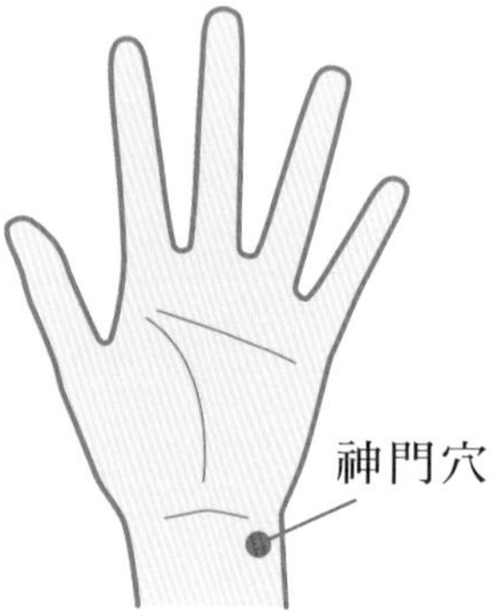

內關穴

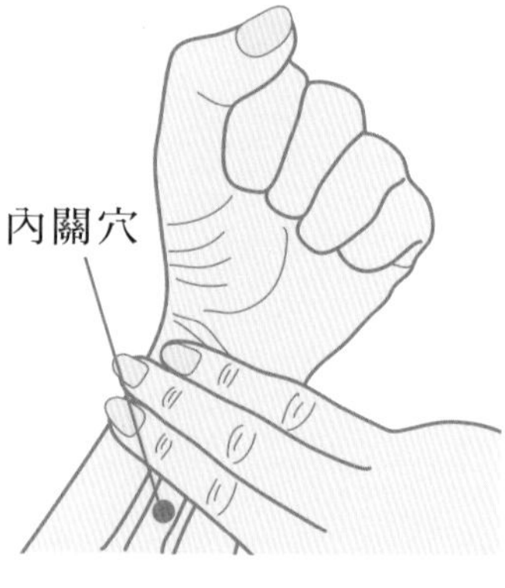

喘不過氣

新冠病毒攻擊肺部，造成嚴重損傷，一時半日難以恢復正常是可以理解的。若再加上平日沒有鍛鍊肺部呼吸運動的習慣，就會感到肺活量不足，偶爾會有喘不過氣的症狀。西醫治療方式有使用威而鋼來改善，中醫則是用山藥、茯苓補肺脾氣來著手。

● 中醫治療對策

中醫治療喘不過氣的病症，也是依照體質不同來對症下藥。**若病患喘不過氣是因為壓力和緊張**，屬於肝氣鬱結型，就使用加味逍遙散、柴胡疏肝湯來治療。

長新冠病患多數是因為疲勞而導致呼吸不順，這時候可以用補中益氣湯來改善。如果**病人容易頭暈、食慾不振**，躺下來的時候呼吸更上不來，那就要用導痰湯或血府逐瘀湯來治療。

● 居家照護方式

長新冠病患在家突然覺得呼吸不順時，可以多利用深層的海軍呼吸安神法來改善，一次做10下，把肺部力量鍛鍊起來。

另外，有三個穴位經常按摩也可以給予肺部能量。第一個是腎關穴，位於小腿內側脛骨下方2.5吋處；第二個是肺心穴，位於手背中指第二節處。第三個是內關穴，位於腕橫紋上三指幅處。

腎關穴

小腿內側脛骨 2.5 吋處。

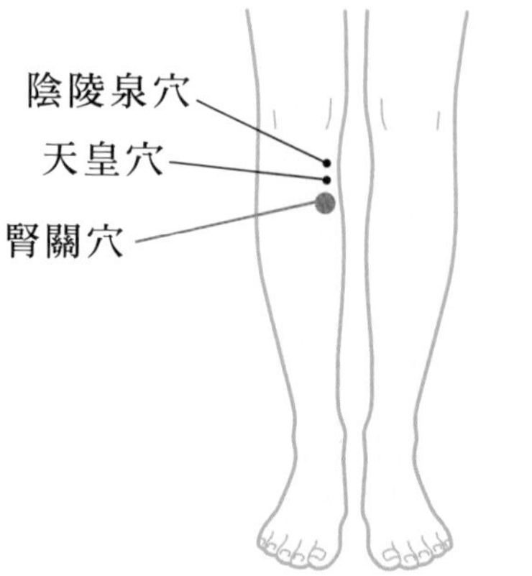

肺心穴

手背中指第二指節處。

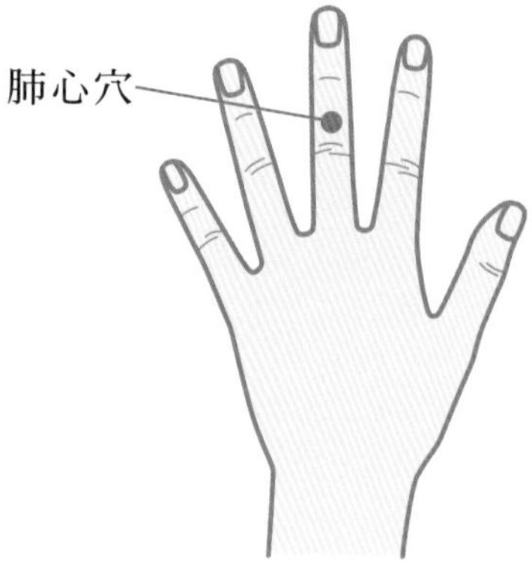

內關穴

腕橫紋上三指幅處。

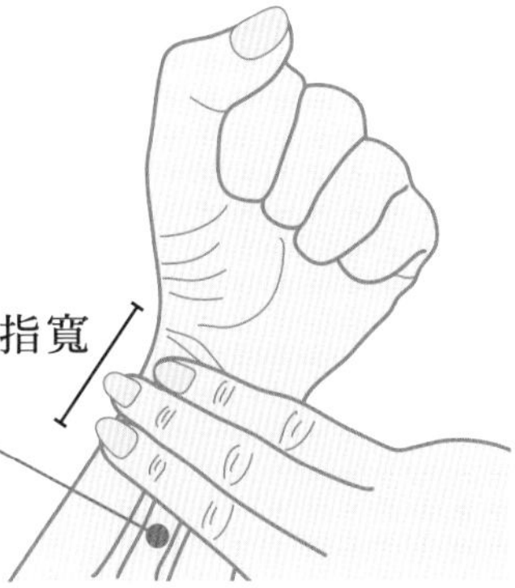

精油保養

可以挑選放鬆支氣管，幫助呼吸道暢通的**黃杉**和**尤加利**精油來做養護。加入清水中稀釋嗅聞，或是稀釋後直接塗抹於胸前，都能有效地改善胸悶。其他如**茶樹**、**薄荷**、**綠花白千層**、**薰衣草**等，也是對呼吸道改善很有效的精油。

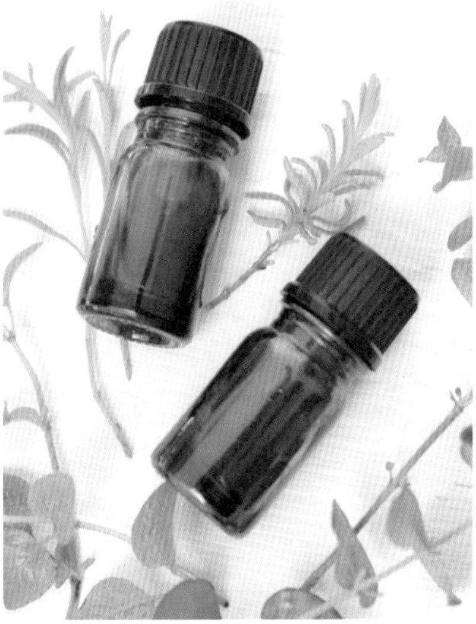

此外，有兩方茶飲可以作為日常居家調養飲用。

補肺潤肺茶

材料

桂枝 3 錢、百合 3 錢、天門冬 3 錢、西洋參 2 錢、丹參 1 錢、水 500cc

作法

將上述材料放入茶壺中，以 500CC 沸水沖泡即可飲用。

元氣顧肺茶

材料

高麗參 1.5 錢、黃耆 3 錢、貝母 3 錢、百合 3 錢、麥門冬 3 錢、水 500CC

作法

將上述材料放入茶壺中，以 500CC 沸水沖泡即可飲用。

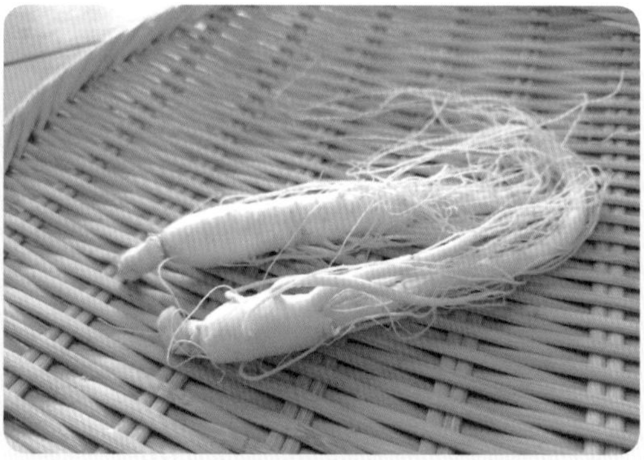

腦霧

腦霧是新冠確診者痊癒之後，進入長新冠這段期間發生比例最高的症狀。由於腦部受到病毒侵害緣故，病人癒後專注力、記憶力跟理解力都會受到影響。部分長新冠患者也會在長新冠後引發神經和精神症狀，例如憂鬱症，或者是情緒上的問題。

我有幾位關於腦霧病患案例可以分享。有一位病人原本是各方面都很強勢幹練的女強人，結果罹患新冠肺炎轉陰之後，到超商買東西經常發生找錯錢的情況，例如買了三百元的東西，卻硬是給結帳人員一千元，而且不要找錢。另一位則是精品業的董事長特助，平時經常跟許多往來業務打招呼搏感情的她，在罹患新冠肺炎之後，看到兩週前常常見面聊天的業務迎面走來，卻出現好像從不認識對方的反應，讓對方覺得一頭霧水；更有一位女高階主管病患，記憶倒退回二十年前台灣還沒有開始實施週休二日的時候，所以她一直堅持週六是必須上班的，每逢假日就要回到崗位上待命。

這些外觀看似健康的新冠轉陰患者，面臨到生活上前所未有的挑戰，出現了一些正常人看起來匪夷所思的行為舉動。但這些行為卻不能等閒視之，因為高達25%的人會面臨嚴重腦霧問題，使人產生相當巨大的挫折感，甚至影響到情緒，有人因此憂鬱症好幾個月，也有人因為情緒失控，搞得家庭和職場人際關係雞飛狗跳。

• 中醫治療對策

腦霧是現代新名詞，形容腦部好像籠罩上一層霧，什麼事情記都記不住，想也想不清楚。我們中醫會依照表現症狀來治療，包括「健忘」、「虛勞」、「眩暈」、「鬱症」，判定這些症狀應是心氣不足、腎虛不養，或肝氣鬱結，或本身脾虛濕重、痰濕內阻，致使清氣不能上養頭目導致，因此治療也應從心、肝、腎三方面下手。

腦霧看似嚴重又並非是急性急迫的病症，但卻是日後失智症的根源。罹患腦霧的病人思考速度會變慢，注意力不集中，精神不濟，門診可以使用針灸來改善。針灸頭部百會、四神聰、印堂、神庭這四個穴位，可以促進腦部血液循環，使清氣揚升醒腦，有效治療腦部相關疾病及延緩腦部退化。

藥方則可以使用「益氣聰明湯」，用熟地、白芍、麥門冬、黨參、知母、五味子、龍骨、牡蠣、桔梗、石菖蒲、遠志等中藥做調配。其中熟地、白芍、麥門冬、黨參可補氣益血、潤燥滋陰，修復遭新冠病毒損壞的腦神經；至於五味子、牡蠣、桔梗、知母則可以清熱，改善腦部熱燥；而龍骨、遠志、石菖蒲可幫助安神益智，改善記憶力減退。

這樣的轉變並非單是確診壓力所導致，根據科學研究，罹患新冠肺炎的病人腦部海馬迴組織減少，大腦整體結構也會縮小，如果是重症病患，智商更會因此下降。因此，當確診病人轉陰之後，建議應即刻對腦霧採取調理，刻不容緩。

●居家照護方式

雞肉含有優質胺基酸，居家食療我首推補腦雞湯。比較特別的是，我選用的是43天小春雞，因為牠的蛋白質含量很高，非常適合用來補腦。除此之外，我還會加入白木耳和山藥健脾腎，以及白果、紅棗、枸杞，全方位提升精氣神。也可以再加肉蓯蓉，來改善腦部血流、抑制腦部細胞退化及舒緩腦部血管。

在大腦恢復健康的過程中，除了靠藥方食譜，更要讓患者適時休息減少工作量。盡量減少使用手機，給予身體足夠而安穩的睡眠，加上循序漸進的運動，才能讓腦部逐步恢復健康狀態。

健腦益智雞湯

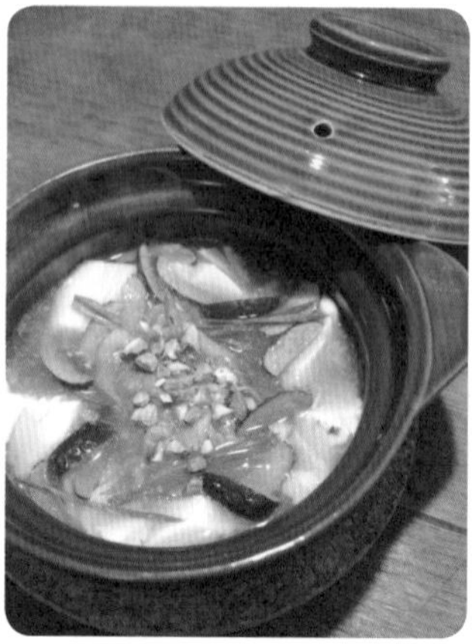

材料

雞半隻、肉蓯蓉 20 克、紅棗 20 顆、枸杞 1 小把

作法

將全部材料放入鍋中一起燉煮，待雞肉熟了之後，加入調味就可以食用。

強健心腦血管芝麻糊

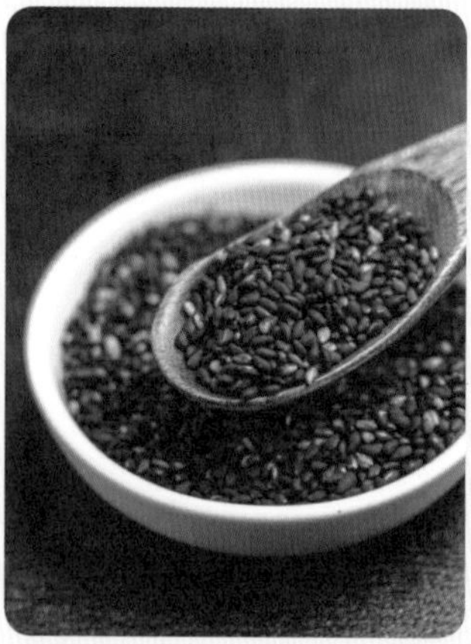

材料

芝麻粉、冷飯、花生醬、冰糖、二砂、少許開水

作法

用具有破壁功能的調理機將所有食材打碎，做成芝麻糊來食用。

玫瑰茶飲

材料

玫瑰花草茶

作法

在茶壺中放入玫瑰花草，沖入沸水悶 3-5 分鐘後，當作日常飲品。

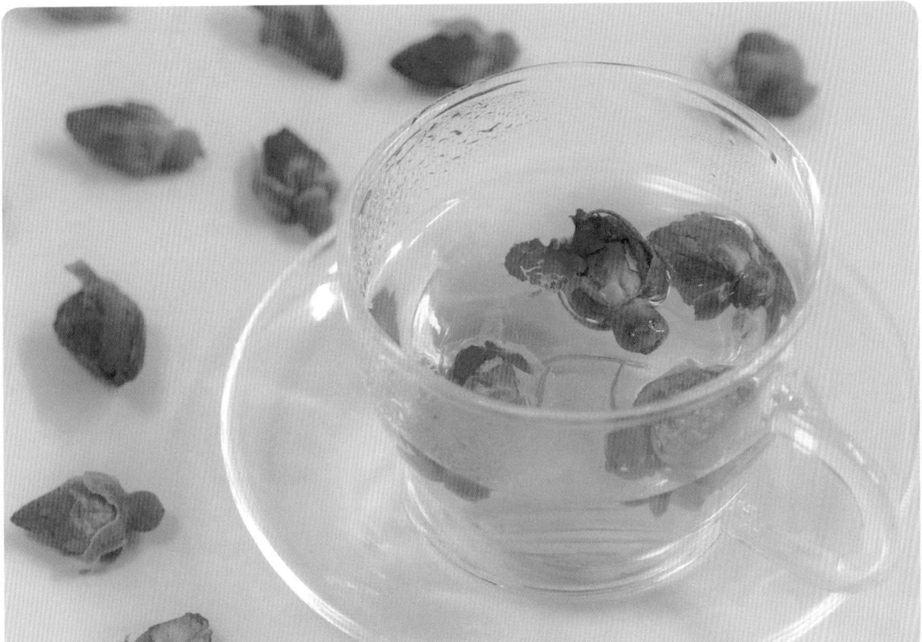

長新冠病人常會跟我抱怨晚上睡不着，導致白天精神不好，嚴重影響工作和生活。這種失眠原因有兩種，一種是確診之後身心飽受壓力，持續一段時間後，自律神經失調，無法規律作息，導致肝氣鬱結、傷及心神。而另一種則是生理性的，因為病毒破壞人體的陰陽協調而睡不著。

• 中醫治療對策

這種「不寐」的症狀包括難以入睡、睡著後半夜容易醒來，或是整晚都睡不着，會睜著眼睛到天明。以上這些狀況，可以從安定心神的治療對策著手。

茯苓是安寧心神很好的藥方，可強心壯志，改善健忘驚悸。市場上常見的傳統小吃茯苓糕不僅是廣受歡迎的傳統甜品，更是對抗夜間失眠、日間心神不安的好食物，可以多加食用。

• 居家照護方式

失眠的時候，首先可以按摩位於兩眉心之間的**印堂**，再慢慢向上延伸施壓到髮際處的**神庭穴**，這個區域的按摩可以幫助安定心神、放鬆。

而神庭穴旁開四指幅處的**本神穴**，按壓此處具有寧神效果。耳朵三角窩中上方有個**耳神門穴**，按壓這個部位具有助眠的作用。

另外，也可以用足浴方式來助眠。泡足時雙足溫暖、促進血液循環，血氣自然下行，不過度集中在腦部和眼部，減少其血流，便能夠使腦部放鬆，順利進入睡眠狀態。

印堂穴

兩個眉心中間。

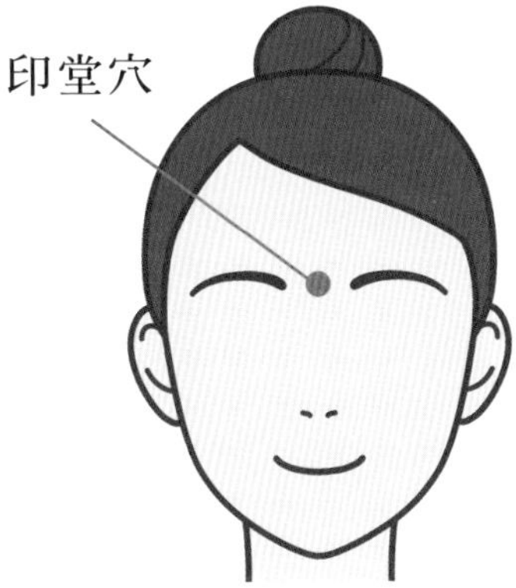

神庭穴

髮際線中線往後 0.5 吋。

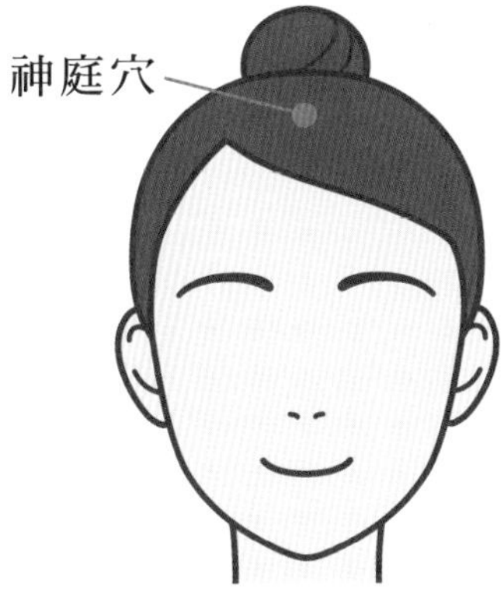

耳神門穴

捏捏耳朵平衡自律神經。

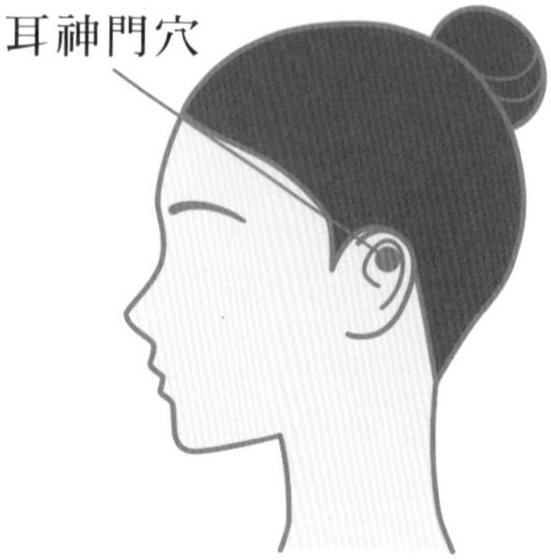

本神穴

神庭穴左右兩側各 3 吋。

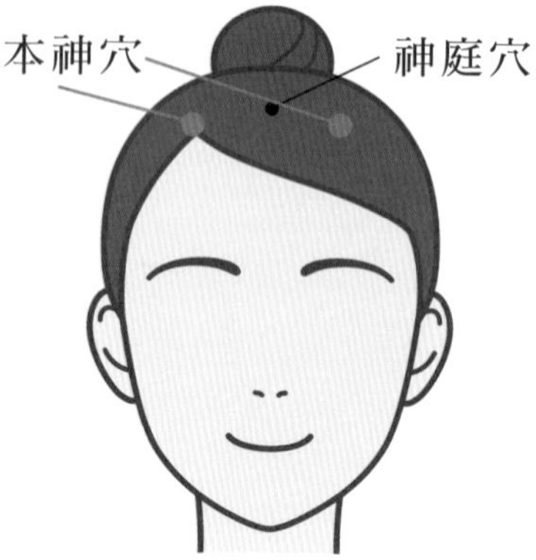

甘麥大棗茶

材料

甘草 9 克、浮小麥 30 克、去核大棗 6 枚

作法

將上述材料加入 1000CC 清水，用大火煮沸後，轉成小火續煮 30 分鐘，放至溫熱後一天分成 3 次飲用。

心肌炎

新聞事件一位青少年康復後回學校上課，卻突然倒下送醫不治，病例個案就是罹患了心肌炎。即使過去並無心血管方面的病史，在病毒侵害後依然不能倖免，不可不慎。

倘若，新冠確診患者轉陰之後還有反覆發燒的情形，伴隨嚴重呼吸困難，就要懷疑是否有心肌炎症狀。急性心肌炎會有心悸、氣喘、胸悶胸痛、全身無力、面色蒼白、盜汗、頭暈、手腳冰冷等症狀，並且多半是在康復後4週內發生。根據英國醫學學術期刊研究，新冠確診後半年內，產生血栓的機率是二百五十倍，容易造成肺動脈栓塞或靜脈栓塞，以及心血管發炎。而在新冠肺炎重症患者中，有八分之一機率會產生心肌炎，比例其實不低，應謹慎看待。

• 中醫治療對策

心肌炎分為急性心肌炎和慢性心肌炎。中醫治療心肌炎主力在於疏通血脈、活血化瘀、開胸利膈、行氣解鬱，以及活化心臟機能，會依照病人體質採取藥材加減方如：丹參、檀香、砂仁、瓜蔞實、薤白、半夏、炙甘草、人參、桂枝、生薑、阿膠、生地、桔梗、麥冬、麻仁、大棗、附子、當歸、川芎、赤芍、桃仁、紅花、枳殼、青皮、川楝子等來使用。

● 居家照護方式

心肌炎患者最重要的是減輕心臟負擔，避免過度勞累，以及劇烈運動。許多罹患新冠肺炎的患者痊癒後發現體力大不如前，樓梯走幾步就會喘，健身房也去不了，如果勉強進行這些活動，就很可能加重病況，應該要避免進行。

另外，太刺激的食物也不宜，例如辣椒、油炸等等，應該要多食用能加強細胞活力的食物，例如高蛋白質肉類，以及維生素含量高的食物。

最重要的是隨時關注自己身體的變化，一旦出現發燒症狀，或是呼吸異常就要儘速就醫。

嗅味覺改變

長新冠患者中有不少人的症狀是食不知味，嗅味覺改變。這雖然不是什麼嚴重病症，卻讓生活品質大受影響，甚至因為無法品嘗美味食物而感到非常沮喪。根據統計，受Omicron病毒侵害的17%患者會出現嗅覺障礙，雖然多數會在3－4週後不藥而癒，但也有人的症狀持續了約1年時間。

●中醫治療對策

既然是一個不藥而癒的症狀，那麼需要看醫生嗎？答案是需要的。因為唯有經過積極治療才能根治病症。中醫看嗅覺障礙稱為是「鼻聾」，根據《外科大成》記載：「鼻聾者，為不聞香臭也。」

人體肺部的開口是鼻子，氣從鼻子進出，由鼻子把關，當鼻子失去嗅覺功能代表與肺部健康息息相關。治療目標是補益肺氣，山藥、人參、黃耆、黨參都是很好的藥材。

另外，也可以針灸對呼吸道及肺部有不錯養護作用、降低鼻炎的**迎香**、**鼻通**等穴位。至於味覺與飲食消化系統相關，若味覺失調可以看成是脾胃受損，可針灸**神闕**、**中脘**、**足三里**、**合谷**、**太衝**穴位來調整脾胃。

神闕穴、中脘穴

中脘位於臍上約四指位置；神闕位於肚臍中心。

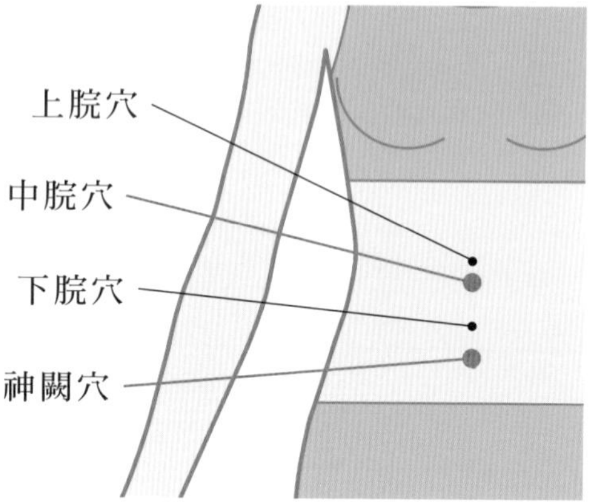

足三里穴

小腿前方外側面，膝蓋下方四指幅位置。

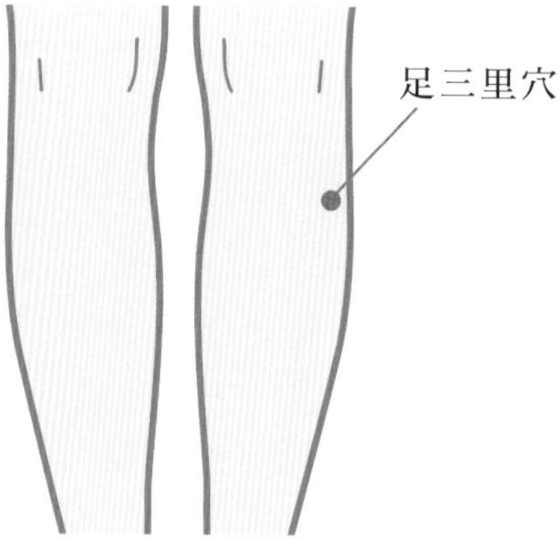

合谷穴

位於虎口，第一掌骨與第二掌骨之間。

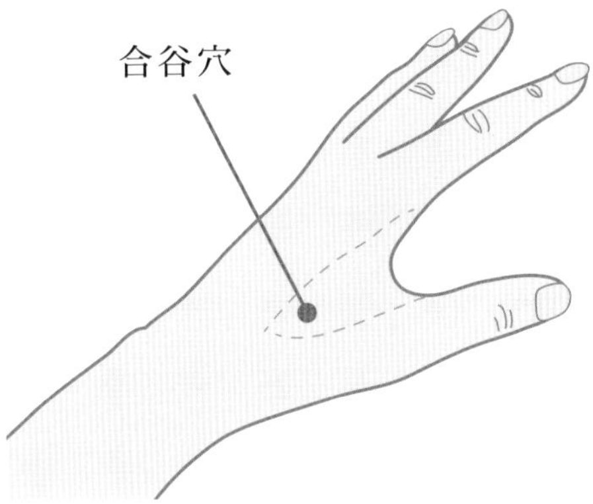

太衝穴

位於第一、二趾骨交接凹陷處。

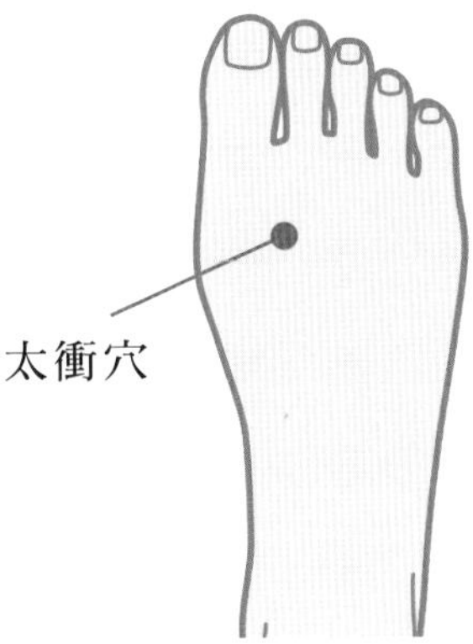

● 居家照護方式

平日在家可以用按摩穴道的方式來改善嗅覺和味覺失靈的症狀。

按壓**迎香**、**鼻通**、**印堂**、**上星**及**合谷**等穴位至產生酸、痛、脹的感覺。也可以用刮痧板刺激穴道，每次在穴位時間抵壓約5秒鐘，一個穴位約50下，每天早晚兩次。

迎香穴

位於鼻翼外緣處。

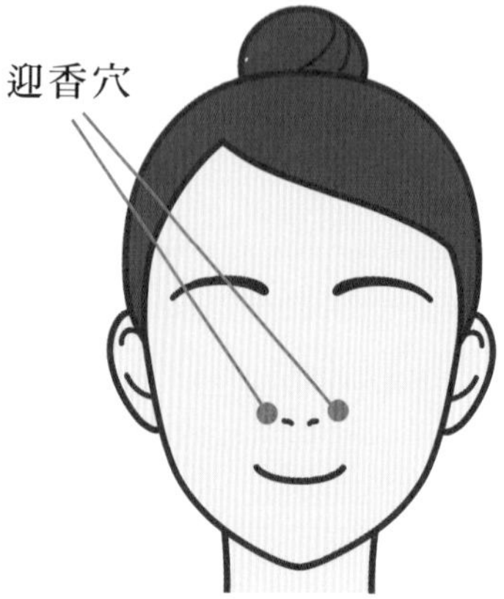

鼻通穴

位於鼻軟骨與鼻甲交界處，迎香穴上方。

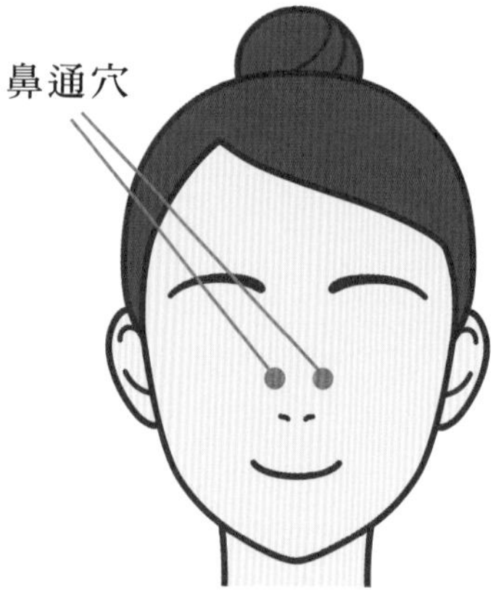

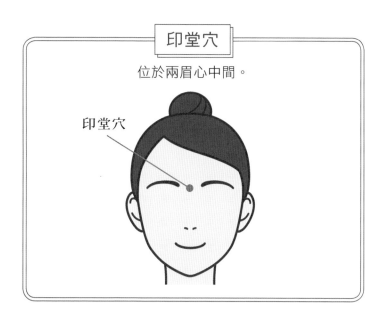

印堂穴

位於兩眉心中間。

上星穴

位於前髮際線正中 1 吋處。

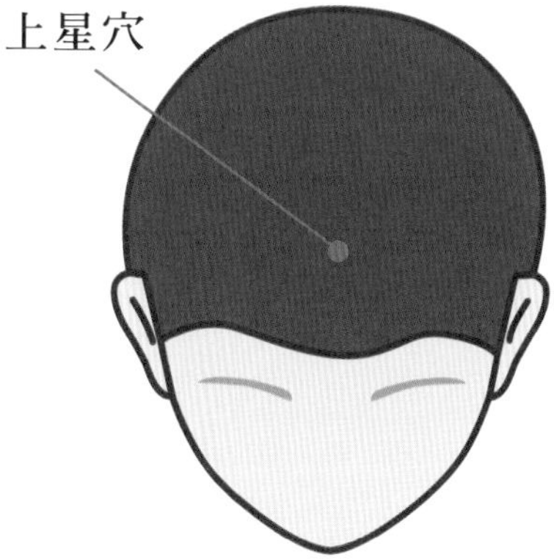

持續掉髮

根據英國伯明翰大學研究發現，因為新冠肺炎所引發的115種症狀，其中有62種在感染後的12週更具有病毒關聯性，包含性功能障礙和掉髮。

有些新冠病人在確診時即出現掉髮情況，有些則是在解隔離後才開始。這種掉髮型態屬於休止期落髮，因為壓力、疾病等外力刺激，導致毛囊休止落髮；而且是全身性的，連胸毛和體毛都會掉落，與病毒關係密切。

●中醫治療對策

一般人若是健康元氣足，自然肝血充足、腎氣充足，頭髮會長得烏黑柔亮。但是新冠患者大病初癒後元氣大傷，腎氣較弱，所以會出現掉髮問題，補足肝腎是這個時候應該要做的事情。

可以選用首烏、菟絲子、女貞子、杜仲、覆盆子、桑寄生、巴戟天等藥材來補足肝腎，也可以用頭皮針灸的方式，加強恢復毛囊功能。

● 居家照護方式

飲用紅棗茶或是食補紅棗煮蛋，都是平日很好的養肝血方法。至於補腎氣的好食物則是黑芝麻、黑木耳、黑棗、栗子。以下也推薦大家幾款既方便又實用的日常養護肝腎茶飲，長期飲用可以見效。

補血補腎養髮茶

材料

紅杞子 6 克、黑杞子 6 克、桑葚 6 克、紅棗（去核）2 粒、水 500CC

作法

將水煮沸後，加入其他材料續煮 5 分鐘，即可放涼飲用。

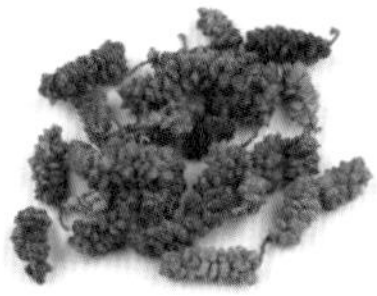

桑葚

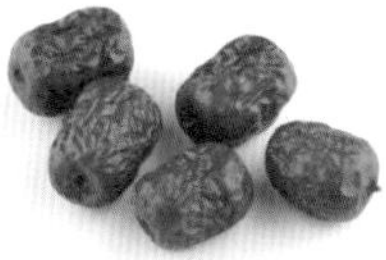

紅棗

黑芝麻奶茶

材料

黃芪粉 10 克、黑芝麻粉 60 克、牛奶 200ml

作法

將黃芪粉及黑芝麻粉用牛奶沖匀飲用。

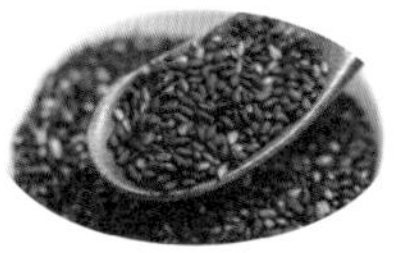

黑芝麻

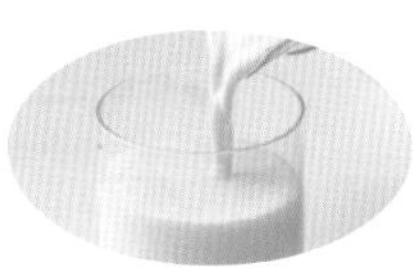

牛奶

桑葚首烏茶

材料

桑葚 30 克、何首烏 30 克、水 500CC

作法

將水煮沸後，加入桑葚和何首烏悶泡 15 分鐘，每日飲用一次即可。

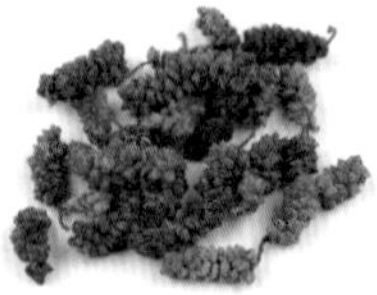

桑葚

何首烏

蓮子烏龍茶

材料

蓮子 10-15 粒、桂圓乾 20 克、紅棗 5 粒、
烏龍茶葉適量

作法

將蓮子洗淨後加水煮熟，再加入桂圓乾、紅棗和烏龍茶葉，轉小火續煮 20 分鐘，放溫涼後即可飲用。

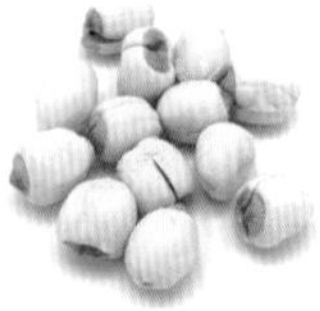

蓮子

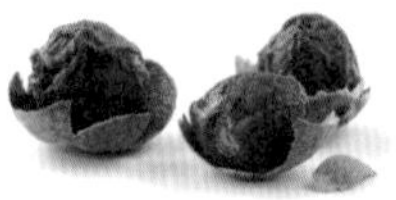

桂圓乾

憂鬱症、焦慮症

新冠肺炎轉陰性之後，部分病人會陷入憂鬱和焦慮情緒中，其部分原因不排除是因為罹病後承受失去健康的壓力，以及家庭經濟壓力和生活變動所造成的影響，生活品質一落千丈。很多病人都有一種「再也回不到過去」的感覺，並為此感到挫折。

另一個原因是病毒所造成的臟腑傷害，也會連帶影響心理健康。

● 中醫治療對策

有些病人容易失眠，一點點小事情就憂鬱、焦慮，屬於「肝鬱氣滯型」體質，可使用加味逍遙散來治療。

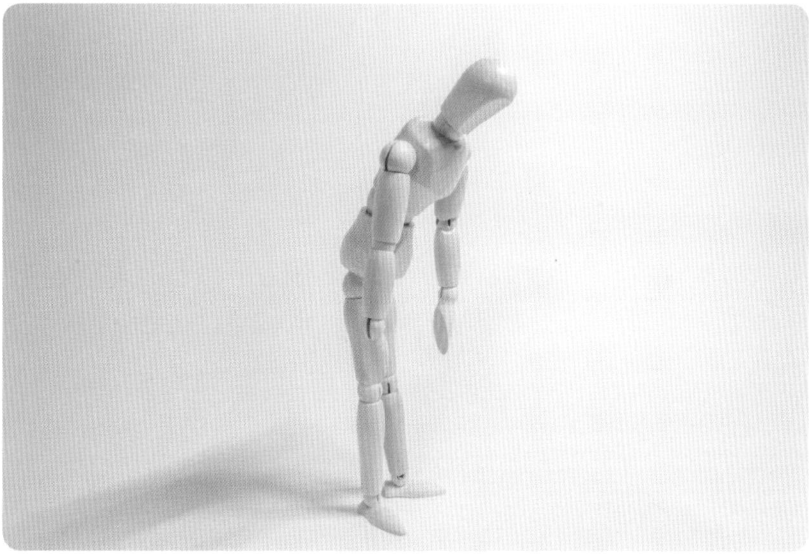

有些病患容易心情煩躁，主要原因是身體還有殘留的病毒沒有完全消滅，使得身體局部發炎，造成「陰虛體質」。這樣的人容易夜間怕熱、口乾舌燥、身體痠痛無力，也會經常頭暈。陰虛體質適合用甘寒滋陰的藥物，例如玉竹、生地黃、天門冬、女貞子、百合等，將身體殘留的發炎物質清除。

●居家照護方式

病人若是睡眠品質不佳、容易緊張恐慌，可以按壓太衝穴來舒緩。穴位位置在第一、二腳趾骨交接凹陷處。

肝鬱氣滯型的病人，食療部分我會推薦飲用玫瑰花茶。薰衣草、佛手柑和陳皮也都是用來泡製日常茶飲的好選擇。

陰虛體質的病患要減少吃刺激辛辣，或是容易上火的食物，例如羊肉、韭菜、蔥、薑、蒜等都要避免；也要減少喝濃茶、咖啡和酒。適合吃少許蜂蜜、西瓜和梨子，還有百合、銀耳、淮山、豆腐、大白菜等食材。

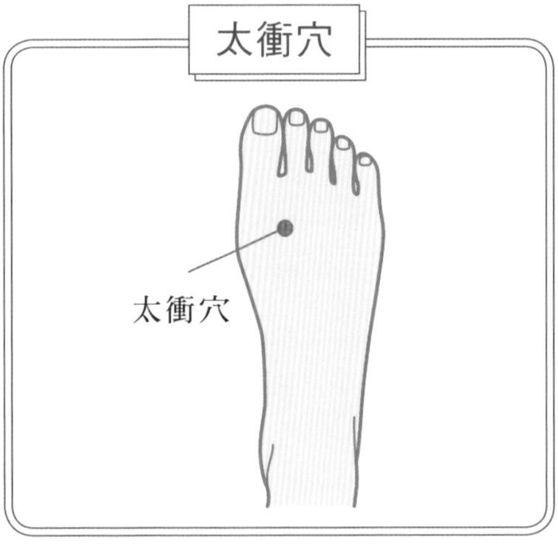

男性功能與生育能力影響

根據研究，病毒可以在男性陰莖內殘留8個月；甚至有更具體的研究數字是，罹患新冠肺炎後，男性陰莖平均短小4公分。我的男性病患一開始對這部分認為影響不大，但隨著看診次數越多，越是細問之下，才卸下心防表示在進行性行為時的確會有點力不從心。尤其對看診求子的病人來說，受到新冠肺炎的影響導致精子活動力不足，受孕機率也跟著下降。

● 中醫治療對策

新冠病毒會攻擊睪丸，直接影響到雄性激素的分泌，而且破壞海綿體裡血管的皮內細胞，影響到海綿體充血勃起。另一方面，新冠病毒最直接傷害的就是肺部，使得血氧飽和度降低、體力不足，也是影響男性功能的因素。如果病人染疫前就已經是高血壓或心血管疾病患者，或是過度肥胖，則「新冠不舉」的機率也會大幅增加。

中醫觀點來看，性功能異常跟心肺氣血及命門陽氣受損有關，無法正常靠著氣血推動來進行運作。既然命門陽氣不足推不動氣血，就要從減少陽氣耗損來著手。避免菸酒以及少吃寒涼食物，養成好的飲食生活習慣，陽氣才能養得回來。同時也要減少熬夜、適度抒發壓力。同時搭配補益氣血的方劑，如十全大補湯、黃耆、枸杞、紅棗等來調理。

●居家照護方式

改善新冠不舉，也可以從按摩穴位著手。這三個重要穴位分別是強腎固本、溫腎壯陽的命門穴；保護腎氣的腎俞穴和益腎健腰的志室穴。

命門穴、腎俞穴

命門穴

背部正中線第二腰椎棘突下凹陷處，肚臍正後方。

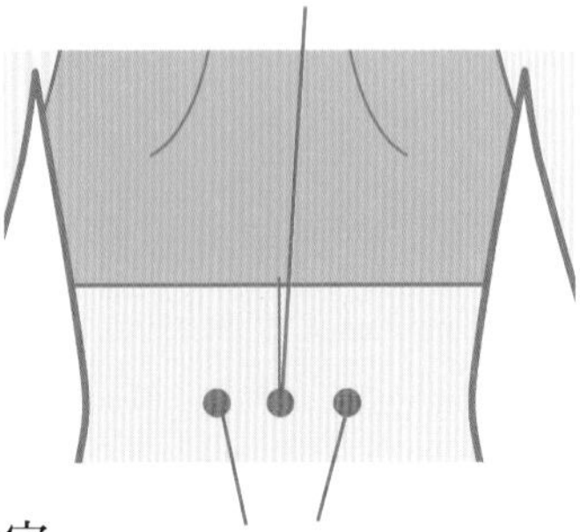

腎俞穴

命門穴左右兩側，距脊椎兩指寬處。

志室穴

志室穴

命門穴左右兩側，距脊椎四指寬處。

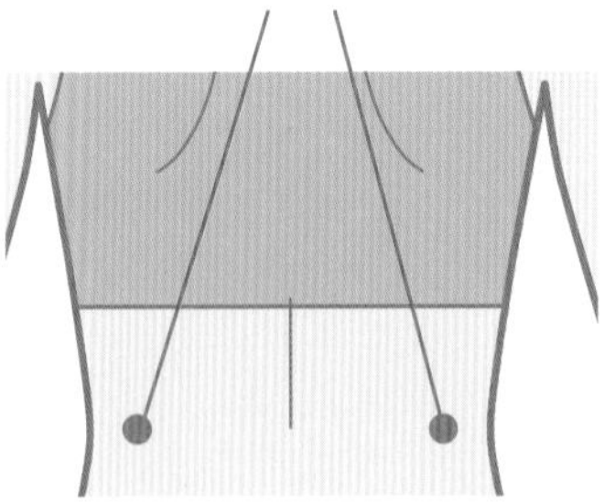

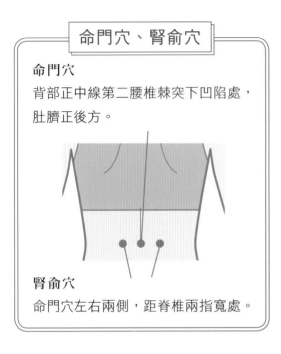

新冠肺炎癒後食補

從確診後陽轉陰的休養期開始，我們可以趕快把元氣大傷的身體補回來。當肺部受損，出現咳嗽、呼吸喘的後遺症，可以多吃**清肺食物如綠茶**、**綠花椰菜**、**橘子**、**胡蘿蔔**等食物來修復，能夠起到很好的作用。

腦霧症狀和血管受損有一定的關係，因此**建議要益腎**、**心腦血管**

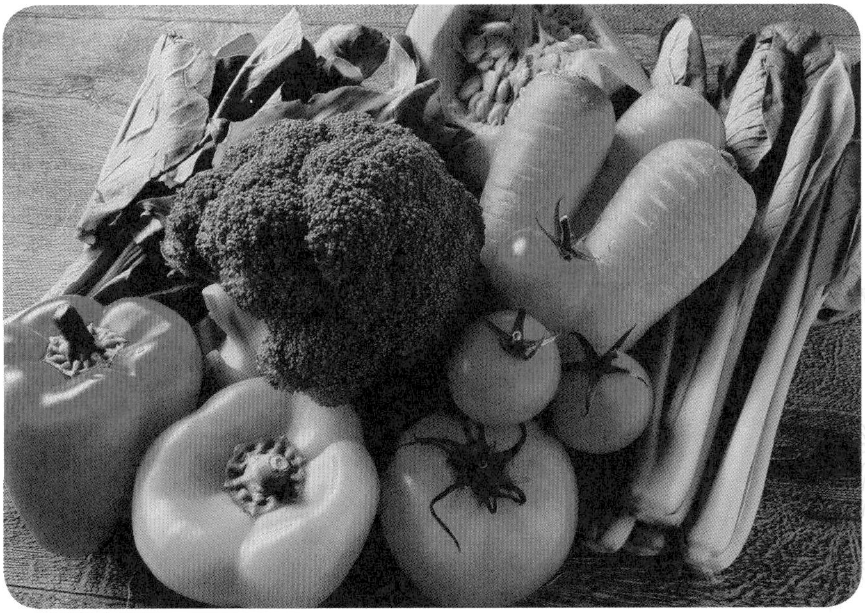

一**起補強**。可以吃一些富含色胺酸（雞胸肉、豬里肌、鮭魚、南瓜子、雞蛋、豆腐）、菸鹼酸（牛奶、豆類、糙米、綠色蔬菜、乳酪）、亞麻油酸（亞麻籽、葡萄籽、花生、玉米、核桃、開心果）類食物，能滋陰、補腎、壯骨、回春抗老。平日可食用芝麻糊來養生顧身。

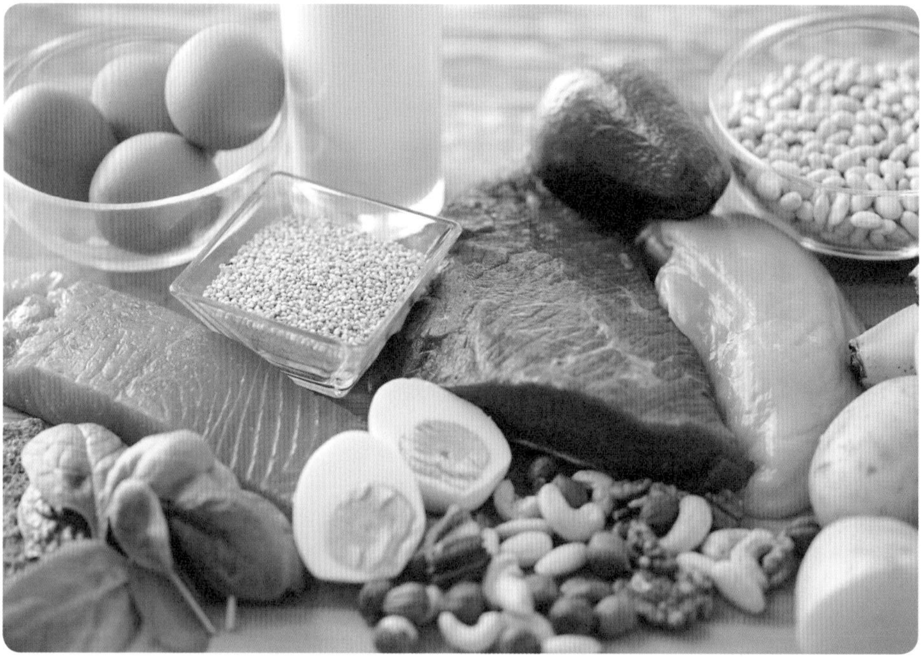

適度運動改善腦霧

適當運動能增加大腦的可塑性，有助於改善確診之後腦霧的症狀。但運動不宜太過劇烈，要以和緩調整呼吸節律為主，例如拉筋伸展、散步。搭配按摩百會、四神聰、印堂、神庭穴道，可以改善腦部血流循環，幫助大腦恢復系統運作。

目前醫界評估腦霧症狀不會一直持續下去，最長確診後七個月左右便會逐漸改善。如果你確診後依然受到腦霧困擾，常常感覺健忘、無法集中注意力，像以前一樣敏銳思考，請不要過於沮喪；只要能保持平靜樂觀的心情，依照醫師的指示繼續治療，腦霧的情形一定可以改善。

生活和心理重整是當務之急

在經過武漢病毒株、Delta病毒株以及Omicron病毒株襲擊之後，遺留下的問題除了後遺症及長新冠很棘手之外，其實對許多病患及家屬的心理也留下來了「隱性傷害」。

我自己的臨床案例發現，很多病患雖然確診康復了，可是卻性格大變，原本溫和的人變得暴躁；原本精明的人變得恍惚；原本積極進取的人變得散漫；原本正能量滿滿的人變得抱怨連連。這是疾病造成的情緒後果，是一種病理現象，很難靠著自我修煉翻轉乾坤。

必要的話，我認為也應該就醫治療，進行長期的心理復健，不需要有所顧忌，這和治療新冠咳嗽是一樣的疾病。

如果你像我一樣，只是變得稍微有點心情低落、內心懶散，從每天排滿行程一刻不得閒，行動力快得像戰車的人，變成一個每天「這個不做也不會怎麼樣」、「那個等休息夠了再進行」的懶惰蟲，那就趕快打起精神來，認真安排規劃旅遊和吃喝玩樂行程吧，不要讓太負面的情緒影響自己。

要記得，「憂傷的靈使骨枯乾」。活著的每一天都很值得慶祝，病毒終究會過去，但往後的日子還很長，想做什麼就立刻去做，用提振行動力由外而內改善身體的習慣，再從習慣改善細胞的免疫力，積極生活對健康絕對是有好無壞。

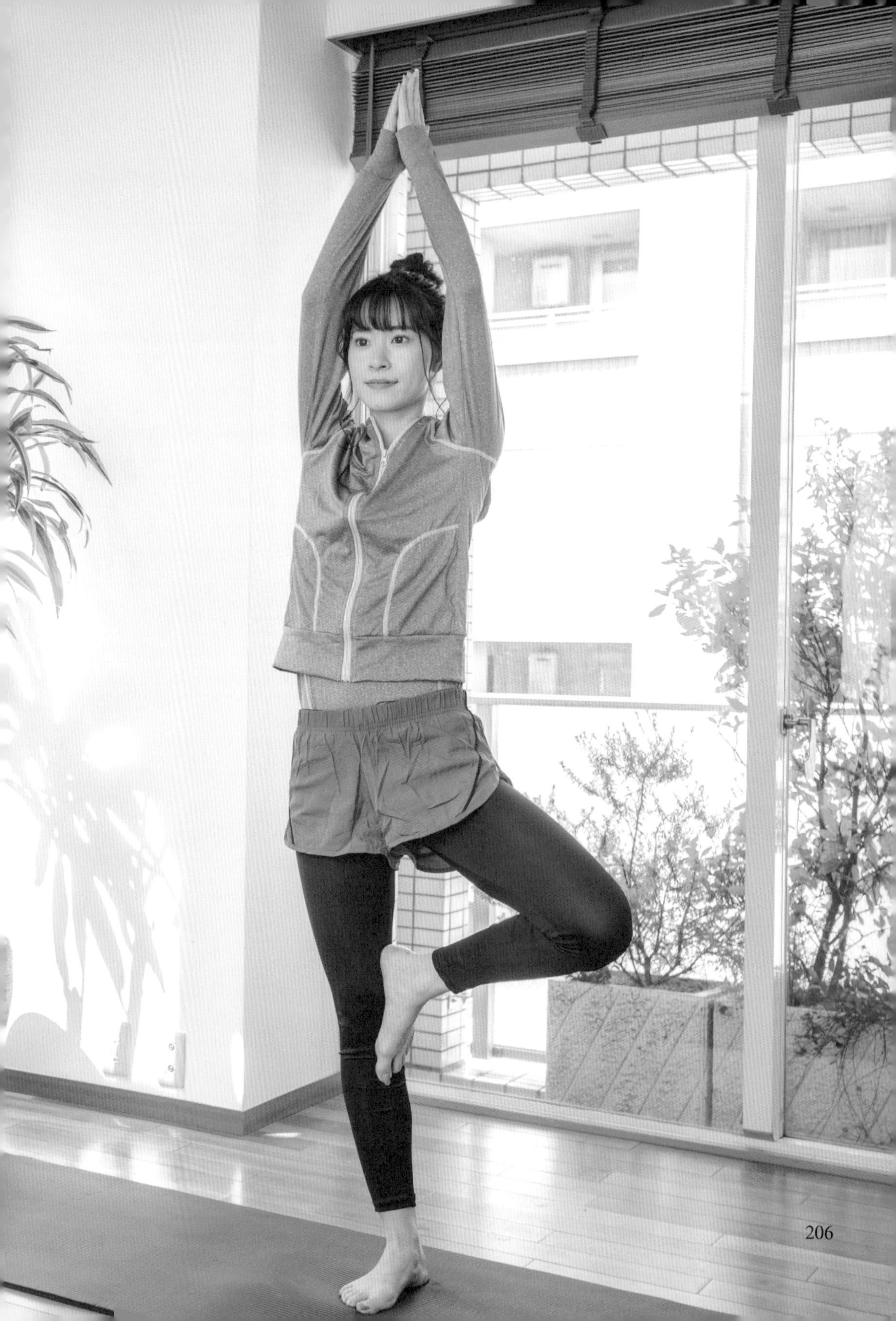

第三章

關於傳染病確診：沒有無敵星星，防禦重複感染

一旦確診，腦部、心血管就會老20歲

坊間以訛傳訛得過新冠肺炎之後就有無敵星星，就好像打過疫苗一樣不會再得，甚至之前還有人為了領取防疫保險故意去「被傳染一下」。「反正又不會重症，現在病毒已經流感化了。」當身為醫生的我聽到有人這樣說時，真的是快要昏倒。

病毒流感化確實是事實，新冠肺炎來到今年，症狀已經沒有一開始的武漢株、Alpha、Delta這些變種株那麼嚴重，但是千萬不要忘記，我們面對的敵人不只是新冠症狀，還有新冠後遺症、長新冠，甚至是猴痘、流感、腸病毒、鼻病毒等各種流行傳染病，容易耗損我們的免疫力。而且**一旦確診，罹患心血管疾病、失智症的機率就會大幅提升**，外表的康復不等於沒事、陽轉陰的康復不等於痊癒，千萬不可掉以輕心。

最近有一則報導引起了我的注意。一份研究統計數字顯示，疫情這三年來全球有五千萬人口生產力下滑，雖然沒有特別嚴謹的科學研究證實這是否與新冠肺炎大流行有關，但實際上肯定是脫不了關係。在我診治的病人當中，包括我自己，在罹患新冠肺炎痊癒之後不但體力下滑，剛開始康復之初，心態也是病厭厭的：「身心都很不舒服，人生到底幹嘛這麼努力?!」、「不想動……少做一、兩件事真的有差嗎？」然後就放著不理，覺得多一事不如少一事。

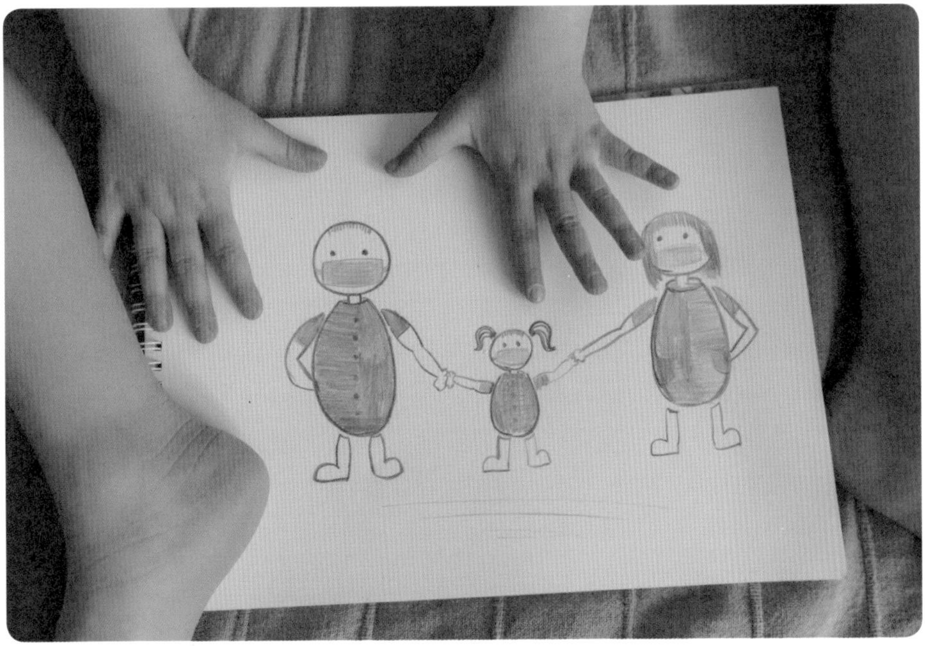

不要懷疑，人的生理和心理是互為因果的，沒有充沛的體力做後盾，生活的推進力就會失去。很少有病人身體不舒服還充滿鬥志，就像頭痛時只求疼痛趕快退散，哪裡還有餘力去想做什麼事情呢?!

所以，我相信全球生產力下滑，很大一部分原因是這三年青壯人口罹患新冠之後，體力無法勝任原有的工作量，轉而投入工作壓力和工作量沒那麼大的職務，甚至有些人還因此丟了工作。感染病毒的後座力不容小覷，它不僅是摧毀人的身體健康、身心情緒，後續所產生的生活問題影響也不小。

隨著國際走向開放趨勢，台灣也不能故步自封，不與全球接軌。儘管疫情不斷，死亡率依然存在，但我們終究還是迎來國際旅遊再次開放的局面。嚴謹防疫了三年多，大家早已迫不及待衝向疫後嶄新生活。

我們渴望不再追著確診數字過生活，不再需要戴口罩，能放心與家人朋友團聚；即便內心還有那麼一點疑慮，也必須接受在密閉空間不戴口罩相處，不噴酒精消毒。期待有一天，我們不再需要打疫苗，不再把新冠肺炎當成一個需要嚴陣防範的傳染病，像是普通感冒一樣兩三天就痊癒。雖然這是政策趨勢必然，但真心希望這一天能快點到來。

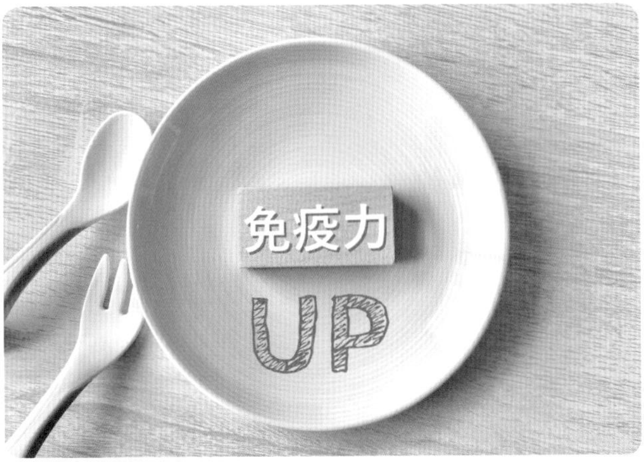

只是，新冠肺炎目前尚未有透澈研究與了解，沒有人能保證疫情不會再起，或者有更兇惡的變異株出現。在這樣的情況下，我們只能加強提升免疫力來做好自我防護。例如喝養護呼吸道茶飲，萬一感染病毒也不至於招致嚴重傷害；多攝取雞湯裡的胺基酸、營養食物來增強體力；每天規律鍛鍊身體，儲存體力、強健骨骼；學習新事物、鍛鍊腦力，尤其對中老年人而言，活化腦細胞更是非常重要的一件事，才能降低失智病變機率。

這場世紀之災帶給我們的重大啟示是：**因應環境時代變遷，唯有調整體質來打造身體免疫力、提升防護力，才能抵擋不停變種的時疫病毒襲擊，做到事前預防、輕症治療、避免重症與後遺症的醫療照護。**

身體要復健，腦袋心理更要復健

新冠肺炎和多數傳染病不同的是，它有後遺症、有長新冠，會提高心血管疾病發生機率，也提高了老化失智機率。**特別是二次確診的人更要注意，無論你現在幾歲，都要開始做腦部復健**。因為病毒第一次攻擊下呼吸道太費力，第二次就會攻擊免疫系統更弱的大腦，讓腦部損傷嚴重。

假如你是35歲以上的中年人，開始發現自己有腦霧症狀忘東忘西，除了應尋求醫生治療，加上食補長時間調理身體之外，也需要做一些腦部益智活動，或者看一些燒腦的影片，同時配合按摩合谷、手三里這兩個穴道，幫助提升腦部血流量，讓腦部機能維持活化。雖然確診會讓失智症發生機率提高，但人類的腦部神經可塑性很好，即便部分壞死了，只要加強復健，都可以再從旁邊長出新的神經連結，而且完全被訓練。

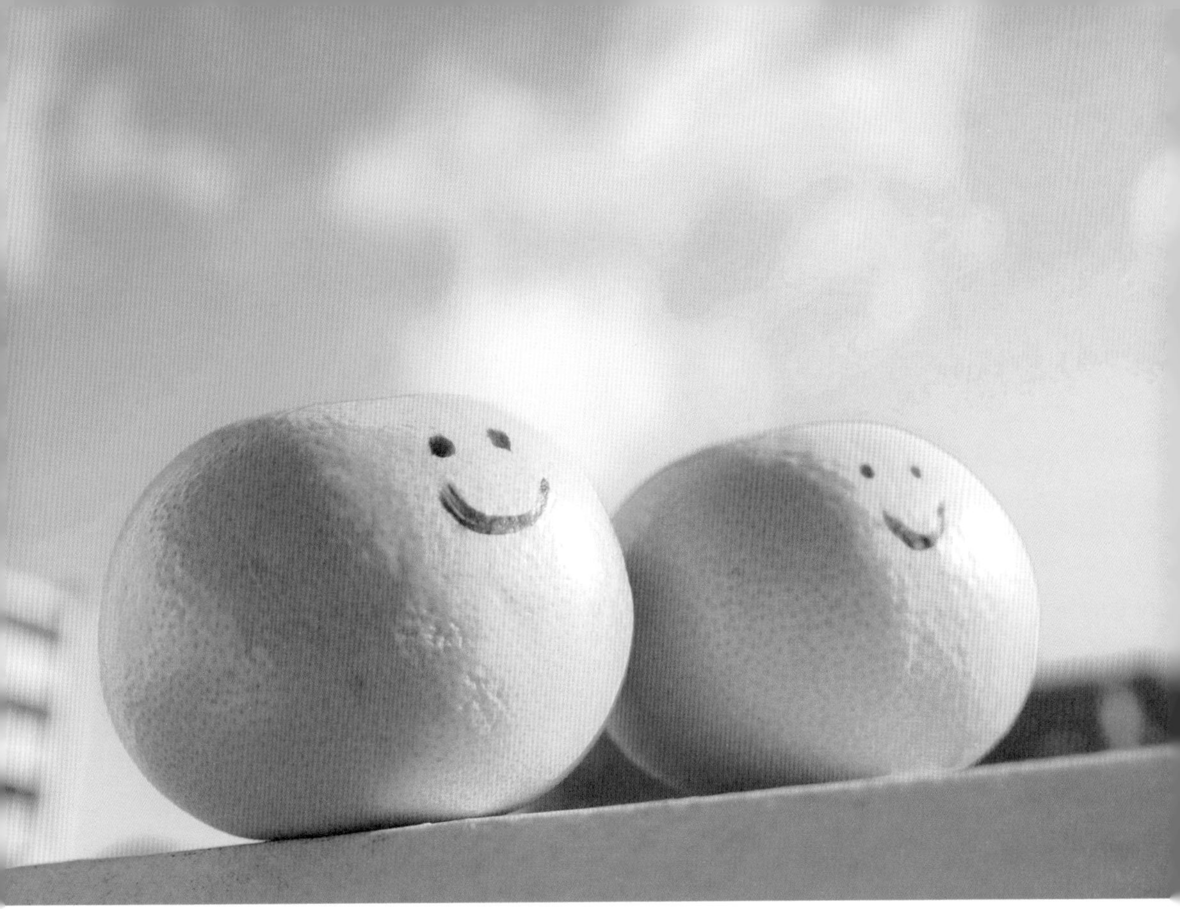

疫情過後需要養身，更需要養心。我常告訴我的病患，人生苦短，很多事情不要想太多，想做就去做吧，既然都開放旅遊了，就好好認真規劃去玩！把握當下的每一刻，好好享受生活和工作，盡量去看開心的事物，壞的讓它過去不要糾結。人生不盡如意的事情都是一時的，就像這襲捲全球三年多的疫情，終將也會隨著病毒變異、人們染疫輕症化，而逐漸被忘記一開始哀鴻遍野的痛苦。

保持心情愉快絕對是提高免疫力的不二法門，維持正向積極的心態，有助於養身與復健。在這個過程中，與身邊的人維持融洽互助關係，關心別人也關愛自己，讓情感的正能量圍繞在身邊，才能成為身心健康的防護網。

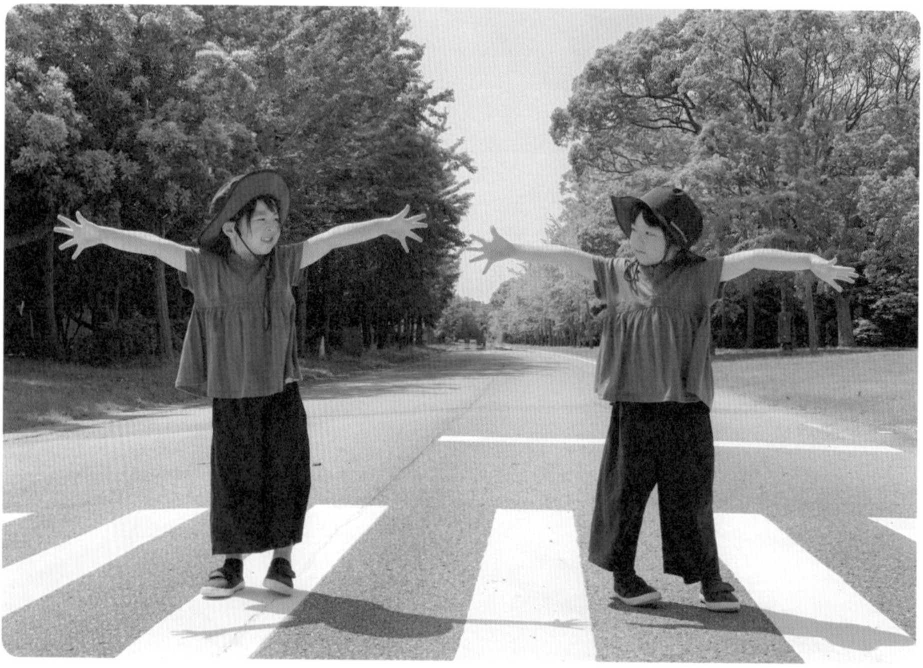

第四章

旅遊防疫守則：
安心玩樂、暢快出遊

國際線旅遊已經全面解封，悶壞的國人像籠中鳥一樣渴望自由，解禁之後立刻訂機票飛出國衝一波，一掃疫情惡夢帶來的苦悶。雖然出國旅遊已經是無法抵擋的趨勢，但新冠肺炎真的還是不可掉以輕心。

為避免出國染疫，且面臨接下來的長新冠糾纏得不償失，因此若有出國旅行計劃的人，必備防疫武器還是要妥善備齊，做好萬全旅遊防疫，才能安心玩樂、暢快出遊。

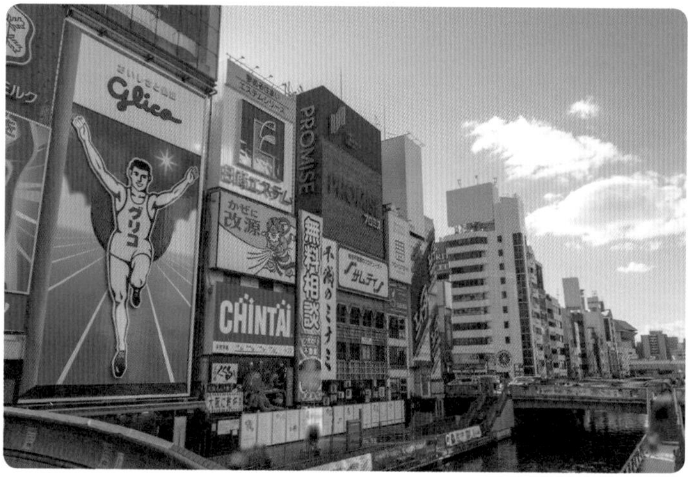

注意衛生勤洗手

解封後不再用政策限制民眾防疫，相對的保護力也不再這麼完整。人人都有決定如何看待病毒的自由，我們無法強制約束他人，能做的就是管理好自己的衛生習慣。勤洗手能消滅99%以上的細菌病毒，所以千萬不要怕麻煩，用餐前、觸摸東西之後，一定要記得勤洗手，繼續維持這個好習慣。

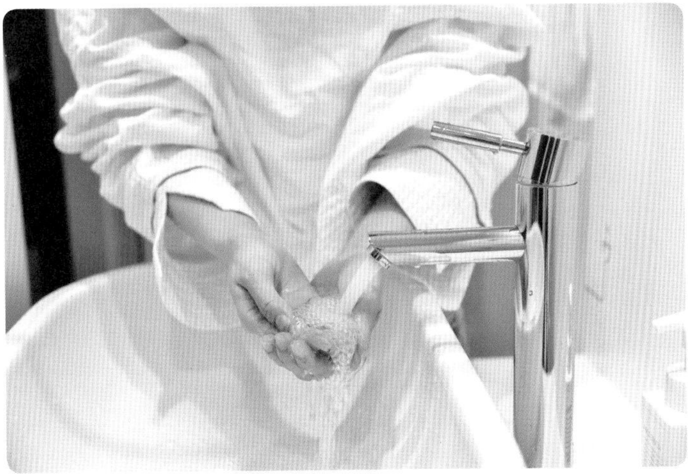

戶外景點為優先

病毒尚未結束消滅，室內群聚時病毒濃度一定比較高，中獎機率相對也會提高。所以旅遊時盡量以參加戶外活動為主，到大自然吸取芬多精，還可以活絡伸展筋骨，較不容易感染病毒。

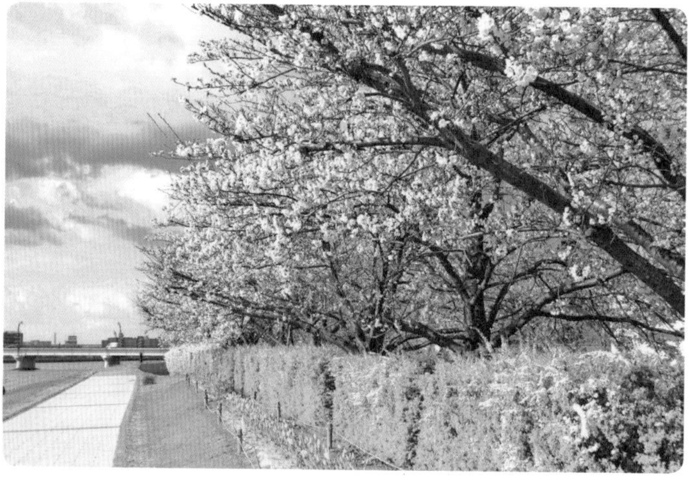

避開熱門參觀時間

人類是新冠肺炎病毒的宿主，人潮越多代表病毒的宿主也越多。所以可以的話，行程稍微避開熱門時間參觀景點，對自己有益無害。

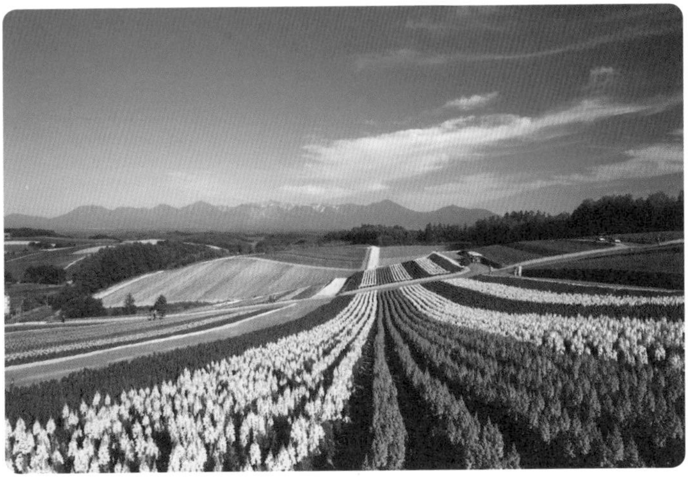

注意交通工具的選擇

搭飛機是出國不能避免的選擇，機上全程配戴口罩有助於阻隔各式各樣的病毒。抵達目的地之後，建議盡可能選擇乾淨、通風良好的交通工具車廂來進行移動。

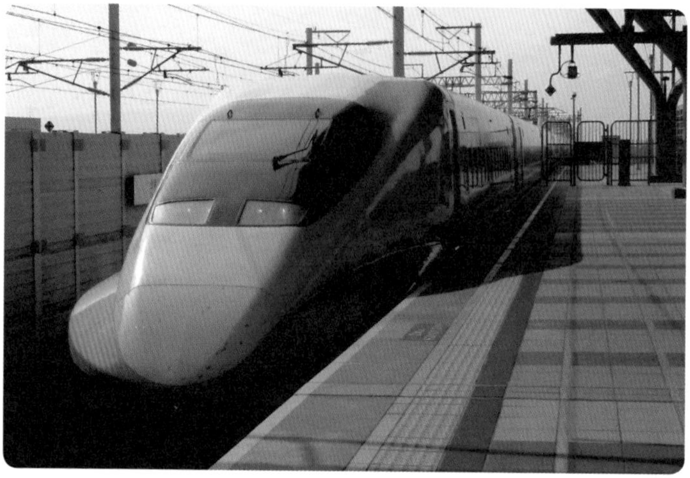

入住品質好的飯店

安全衛生管制良好的飯店會是出國旅遊入住的優先選擇。飯店投入設備做好安全防疫措施，對旅客而言多了一層保障，才能降低萬一不幸染疫所花費的金錢時間，千萬不要省錢因小失大。

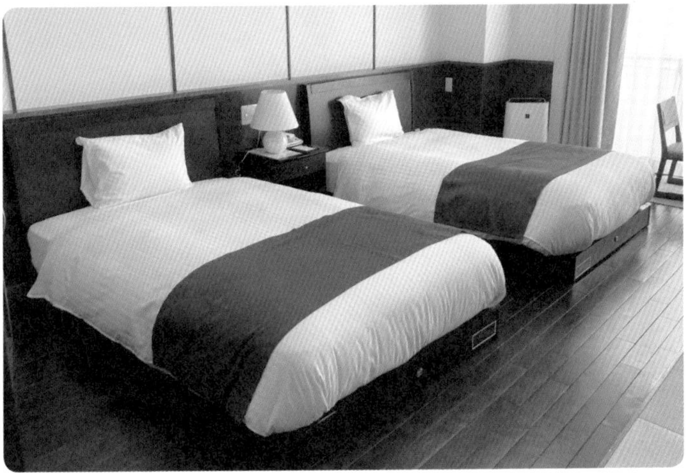

全程配戴口罩

未來不再強制戴口罩之後，民眾到底還要不要戴口罩？我個人建議：出國旅遊還是戴著比較好。這種國際交流也算是一種病毒大交流，尤其出國在外就醫沒那麼便利，安全衛生警戒提高一點總是比較安心。

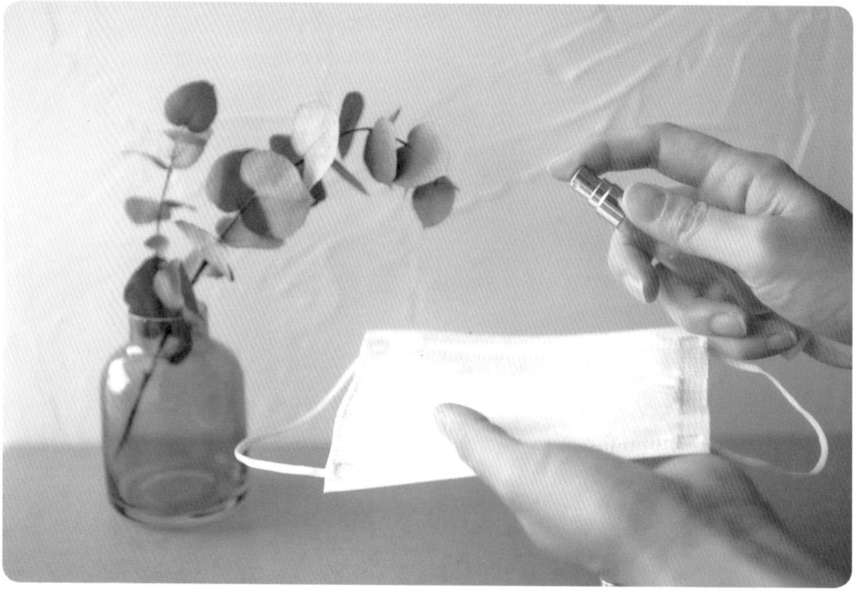

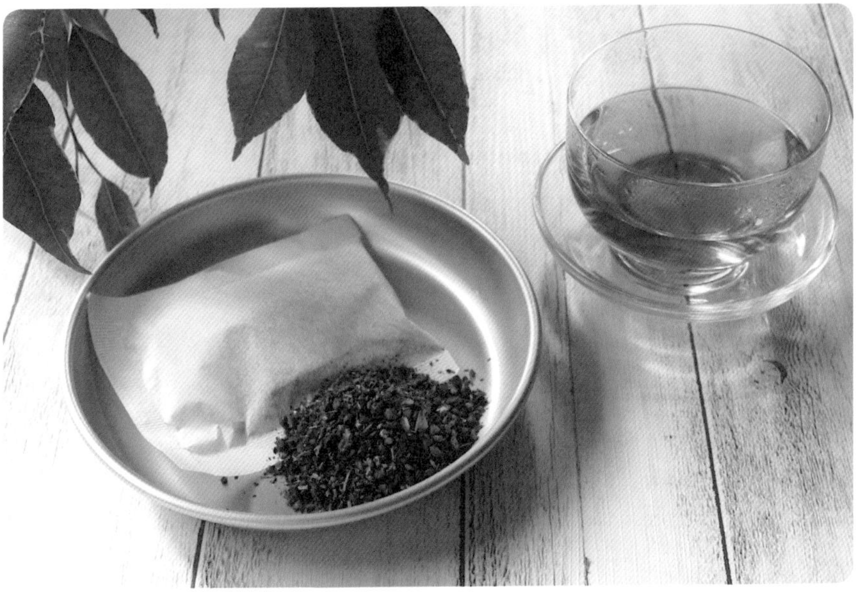

防疫茶包隨身飲用

Delta病毒肆虐時，我的一位老闆病患因為公務不得不出國，我幫他備了一些防疫茶帶出去每天喝，結果一趟旅程半個月周遊列國回來，依然安然無恙，平安回家。

網路上找得到各種防疫茶配方，我的防疫茶配方是：紫蘇葉1錢、麥門冬2錢、菊花1.5錢、蘆根2錢、魚腥草2錢、桔梗2錢、甘草1錢，搭配5碗水去煮。如果怕麻煩的人，也可以找自己信任的中醫師，幫你準備調配好、出國好攜帶的防疫茶包沖泡。

防疫精油隨身照護

薰衣草、茶樹、尤加利對呼吸道的照護很有幫助，可以在與病毒對抗之際派上用場。精油雖不同於75%酒精能夠完全消滅病毒，但至少可以降低病毒的活性，讓它在人類身上難以作怪。而美國運輸安全管理局限制每位旅客能攜帶的精油容量上限為3盎司。另外，現在精油也製作成各種方便出國攜帶的產品，例如精油皂、精油棒等，可以視自己的喜好來選擇。

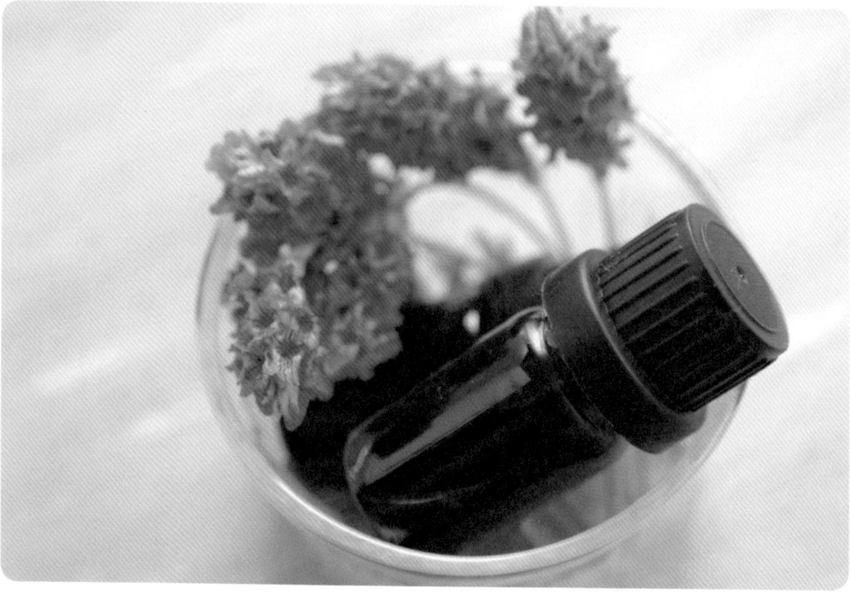

必備防疫藥品

維生素C是很好的提升免疫力保健品，大人小孩都可用，每天喝一點維生素C發泡錠可以加強身體防護。退燒藥普拿疼可以用來應急，無論有沒有疫情都要隨身備著。而中藥的沙參、麥門冬、天門冬、杏仁、百合有止咳作用，可以請中醫師幫忙準備調配。

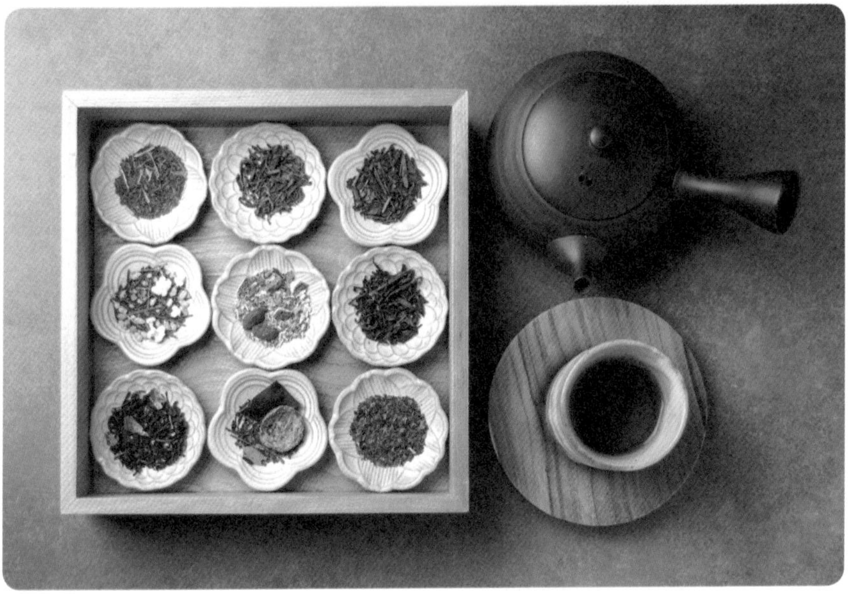

出國前保養呼吸道

把呼吸道保養好再出國玩也是一種很好的防禦方法。萬一不幸在旅途中被病毒攻擊了呼吸道，也會因為你的呼吸道強壯而降低傷害。相較起呼吸道本來就虛弱再遇上病毒，嚴重性和治療結果還是有差別的。

脾虛體質者可以吃的呼吸道食補有山藥、南瓜、蓮子、白朮等，出國當地如果有這些食物也可以多攝取。

腎虛氣喘者則可以吃胡桃、五味子、熟地、羊肉來滋陰補陽；肺氣虛喘者可吃百合、杏仁、銀耳，夏天時節可以吃銀耳桃膠蓮子湯。

出國前幾天，建議先煮幾鍋補脾潤肺、養護呼吸道的甜粥當早餐吃。

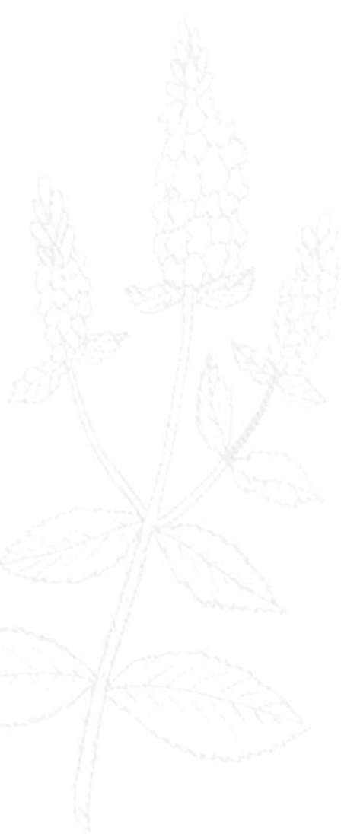

補脾潤肺甜粥

材料

白米、百合 10 克、玉竹 10 克、山藥 10 克、蓮子 10 克、白果 10 克、水 500CC

作法

取一深鍋將所有材料放入。煮滾後轉小火續煮 30 分鐘，加入適當蜂蜜調味即可食用。

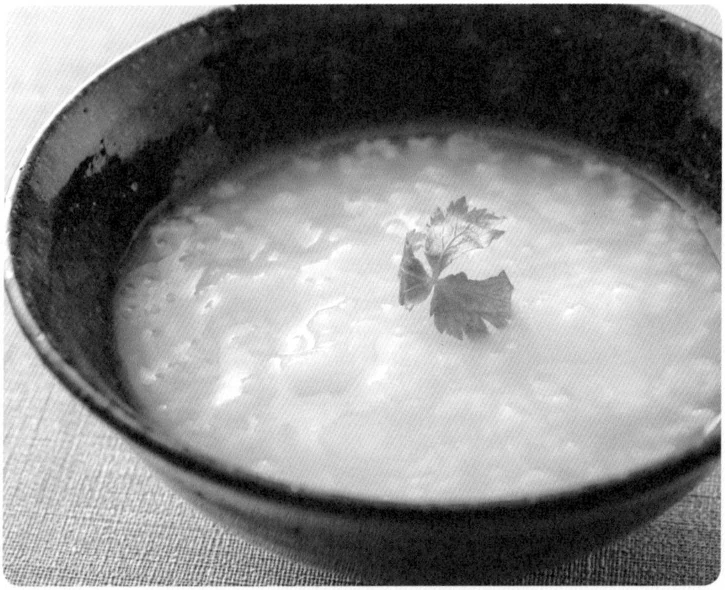

海外確診怎麼辦？

如果在海外確診，第一時間可以喝中醫師為你準備的防疫茶，來降低身體不適感。

我們診所的防疫茶可以在事前預防喝，以及確診時轉陽喝。事前預防喝的方法是1：2調配水喝；若有確診則是濃喝，一天喝兩包。

現代科技化中藥很方便，帶出國不是問題。我有很多病患在疫情正燒時殺出國，都靠著喝防疫茶平安歸來。至於症狀的部分，現在的變種病毒較不易引發重症，一些帶出國的常備藥品應該可以擋得住，其它就是記得多休息、多喝水，讓自己有足夠體力趕快恢復。

結語

在病毒不停變種的世代，真心希望這本書的出版，能幫助大家重建新的防疫生活觀念：【生活即是防疫，防疫即是生活】，真正做到與病毒共存。

本書教大家從作息、溫度、身心平衡三方面來著手，透過飲食、睡眠、運動、穴道、茶飲養身等來提高身體免疫力，從日常生活來著手加強防護，調整體質為健康打底，才能在時疫時代應變各種變種的病毒。即使不幸染疫確診，也都能輕症治癒、防止重症，快快返回健康生活。

祝福各位，平安健康。

鄒瑋倫

2AF730

時疫漢方養生事典：

不再擔心流行病！提升免疫、加速痊癒、後遺症調理，遠離新冠、流感、腸鼻病毒與細菌感染

作　　者　鄒瑋倫
文字協力　鄭絜心
動作攝影　詹樹樹
內頁設計　江麗姿
封面設計　走路花工作室

責任編輯　温淑閔
主　　編　温淑閔
行銷企劃　辛政遠、楊惠潔

總 編 輯　姚蜀芸
副 社 長　黃錫鉉
總 經 理　吳濱伶
發 行 人　何飛鵬
出　　版　創意市集

發　　行　英屬蓋曼群島商
家庭傳媒股份有限公司城邦分公司
歡迎光臨城邦讀書花園
網址：www.cite.com.tw

香港發行所　城邦（香港）出版集團有限公司
香港灣仔駱克道 193 號東超商業中心 1 樓
電話：(852) 25086231
傳真：(852) 25789337
E-mail：hkcite@biznetvigator.com

馬新發行所　城邦（馬新）出版集團
Cite (M) Sdn Bhd
41, Jalan Radin Anum, Bandar Baru Sri Petaling, 57000 Kuala Lumpur, Malaysia.
電話：(603) 90563833
傳真：(603) 90576622
E-mail：services@cite.my

展售門市　台北市民生東路二段 141 號 7 樓
製版印刷　凱林彩印股份有限公司
2023 年 4 月初版 1 刷
Printed in Taiwan
I S B N　978-626-7149-42-3
定　　價　420 元

客戶服務中心
地址：10483 台北市中山區民生東路二段 141 號 B1
服務電話：（02）2500-7718、（02）2500-7719
服務時間：週一至週五 9：30 ～ 18：00
24 小時傳真專線：（02）2500-1990 ～ 3
E-mail：service@readingclub.com.tw

若書籍外觀有破損、缺頁、裝訂錯誤等不完整現象，想要換書、退書，或您有大量購書的需求服務，都請與客服中心聯繫。

※ 詢問書籍問題前，請註明您所購買的書名及書號，以及在哪一頁有問題，以便我們能加快處理速度為您服務。

※ 我們的回答範圍，恕僅限書籍本身問題及內容撰寫不清楚的地方，關於軟體、硬體本身的問題及衍生的操作狀況，請向原廠商洽詢處理。

※ 廠商合作、作者投稿、讀者意見回饋，請至：
FB 粉絲團・http://www.facebook.com/InnoFair
Email 信箱・ifbook@hmg.com.tw

國家圖書館出版品預行編目資料

時疫漢方養生事典：不再擔心流行病！提升免疫、加速痊癒、後遺症調理，遠離新冠、流感、腸鼻病毒與細菌感染 / 鄒瑋倫著 . -- 初版 . -- 臺北市 : 創意市集出版 : 城邦文化事業股份有限公司發行 , 2023.04
面； 公分
ISBN 978-626-7149-42-3(平裝)
1.CST: 中醫 2.CST: 健康法 3.CST: 嚴重特殊傳染性肺炎
413　111018198